Giacomo Mazzariol
MEIN BRUDER, DER SUPERHELD

Giacomo Mazzariol

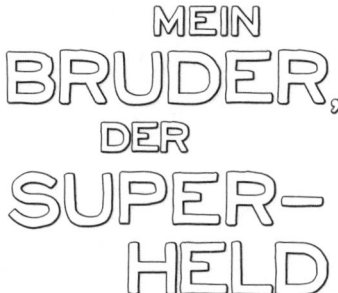

MEIN BRUDER, DER SUPER-HELD

Vom Leben mit Giovanni,
der ein Chromosom mehr hat

*Aus dem Italienischen
von Christiane Burkhardt*

PIPER

Mehr über unsere Autoren und Bücher:
www.piper.de

MIX
Papier aus verantwor-
tungsvollen Quellen
FSC www.fsc.org   FSC® C083411

Deutsche Erstausgabe
ISBN 978-3-492-06083-7
September 2017
© Giulio Einaudi Editore, 2016
© der deutschsprachigen Ausgabe:
Piper Verlag GmbH, München 2017
Satz: Satz für Satz, Wangen im Allgäu
Gesetzt aus der Life
Druck und Bindung: CPI books GmbH, Leck
Printed in Germany

Für meine Schwestern Chiara und Alice
Für Gio, meinen Superhelden

Jeder ist ein Genie! Aber wenn du einen Fisch
danach beurteilst, ob er auf einen Baum klettern kann,
wird er sein ganzes Leben glauben, er sei dumm.
  Albert Einstein

To see a world in a grain of sand
And a heaven in a wild flower,
hold infinity in the palm of your hand
and eternity in an hour.
  William Blake, *Auguries of Innocence*

INHALT

1 Verkündigung **13**
2 Hundertachtzig Stofftiere **34**
3 Alle Superhelden schlagen Purzelbäume **51**
4 Der Tod des Marat **72**
5 Auch wir sind Fliegende Fische **93**
6 Wenn ich die Wahl hab,
  nehm ich den Tyrannosaurus! **113**
7 Little John **129**
8 Spack Frush Snap **155**
9 Mein Vater arbeitet im Kindergarten **171**
10 Sechs ist gleich sechs **189**

Dank **203**
Quellennachweis **207**

Dies ist die Geschichte von Giovanni.

Giovanni kauft sich ein Eis.
»In der Waffel oder im Becher?«
»In der Waffel.«
»Aber du isst die Waffel doch gar nicht!«
»Na und? Den Becher doch auch nicht!«
Giovanni ist dreizehn – und sein Grinsen breiter als seine Brille. Giovanni klaut Obdachlosen den Hut und haut damit ab. Er liebt Dinosaurier und die Farbe Rot. Er geht mit einer Freundin ins Kino und verkündet danach: »Ich habe geheiratet.« Giovanni fängt mitten auf dem Marktplatz an zu tanzen. Mutterseelenallein, zur Musik eines Straßenkünstlers. Und plötzlich taut ein Passant nach dem anderen auf und macht es ihm nach. Giovanni hat die Kraft, ganze Plätze zum Tanzen zu bringen. Für Giovanni dauert alles exakt zwanzig Minuten, nie länger als zwanzig Minuten. Giovanni kann anstrengend und nervtötend sein, aber er geht täglich in den Garten, um seinen Schwestern eine Blume zu pflücken. Und wenn er im Winter keine findet, schenkt er ihnen eben vertrocknetes Laub.

Giovanni ist mein Bruder. Und deshalb handelt dieses Buch nicht nur von ihm, sondern auch von mir. Ich bin neunzehn und heiße Giacomo.

1
VERKÜNDIGUNG

Zunächst einmal möchte ich von dem Parkplatz erzählen, denn dort hat alles angefangen – auf einem dieser leeren Firmenparkplätze, wie es sie nur sonntagnachmittags gibt. Ich weiß nicht, woher wir gerade kamen – vielleicht von unserer Oma. Aber ich weiß noch genau, wie ich mich gefühlt habe: satt und zufrieden. Meine Eltern saßen vorn, Alice, Chiara und ich hinten. Die Sonne blitzte zwischen den Baumwipfeln hindurch, und ich sah aus dem Fenster oder, besser gesagt, versuchte es. Unser Auto – ein bordeauxroter, von schlammigen Schuhen, Eis- und Limonadeflecken gezeichneter Passat, der schon Koffer, Kinderwagen und Millionen von Einkaufstüten transportiert hatte – war nämlich so schmutzig, dass man durch die Scheiben kaum noch was erkennen konnte. Ich war also gezwungen, mir die Welt außerhalb des bordeauxroten Passats mehr oder weniger zusammenzureimen: Sie war wie ein Traum – wie einer von diesen Träumen kurz vor dem Aufwachen, und die mochte ich sehr.

Ich war fünf, Chiara sieben und Alice eins.

Wie gesagt, wir kamen gerade von unserer Oma oder so, und alles sah danach aus, dass dieser Sonntag genauso enden würde wie alle anderen auch, nämlich mit einer Dusche und einem Zeichentrickfilm auf dem Sofa, als Papa plötzlich vor einem leeren Firmenparkplatz das Lenkrad herumriss wie in einem Actionfilm, so, als müsste er einer Explosion ausweichen, und ihn ansteuerte. Wir fuhren über ein Schlagloch und wurden heftig durchgerüttelt. Mama klammerte sich am Türgriff fest und sah Papa nur schräg von der Seite an. Ich wartete darauf, dass sie so etwas sagte wie: »Was ist nur in dich gefahren, Davide?« Doch stattdessen lächelte sie nur und murmelte:

»Wir hätten auch damit warten können, bis wir zu Hause sind ...«

Papa tat so, als wäre sein Verhalten völlig normal.

»Was ist denn?«, fragte Chiara.

»Was ist?«, fragte ich.

»...?«, machte Alice, ihr Gesicht ein einziges Fragezeichen.

Mama stieß nur einen merkwürdigen Seufzer aus und sagte ... nichts. Papa ebenso wenig.

Wir drehten eine Runde nach der anderen über den Parkplatz, als müssten wir nach einem freien Stellplatz suchen, obwohl es bestimmt zweitausendfünfhundert davon gab. Auf der riesigen Asphaltfläche stand nur ein einziger alter Laster, ganz hinten unter den Bäumen, auf dessen Motorhaube sich zwei Katzen sonnten. Papa drehte weiter seine Runden, bis er einen Platz gefunden hatte, der ihm zusagte. Der musste etwas ganz Besonderes sein, denn er bremste und stellte das Auto genau darauf ab. Dann machte er den Motor aus und ließ ein Fenster herunter. Geheimnisvolles Schweigen und Moosgeruch breiteten sich im Wageninnern aus. Eine der Katzen auf dem Laster öffnete ein Auge, gähnte und blieb wachsam.

»Warum halten wir?«, fragte Chiara und sah sich angewidert um. »Und das ausgerechnet hier?«

»Ist das Auto kaputt?«, fragte ich.

»...?«, machte Alice, ihr Gesicht immer noch ein einziges Fragezeichen.

Seufzend warfen sich unsere Eltern einen Blick zu, aus dem ich nicht schlau wurde. Zwischen ihnen herrschte eine seltsam aufgekratzte Atmosphäre, eine Art Energiestrom aus knallbunten Konfetti.

Chiara beugte sich vor, die Augen groß wie Untertassen: »Also?«

Eine Krähe landete auf dem Asphalt. Papa musterte sie, schnallte sich ab und beugte sich zu uns nach hinten, wobei sich das Lenkrad in seine Seite bohrte. Mama verzog schmerzhaft das Gesicht und tat es ihm nach. Ich hielt die Luft an und starrte sie verständnislos an. Insgeheim wurde ich langsam nervös: Wieso verhielten sie sich so seltsam?

»Sag du es ihnen, Katia!«, meinte Papa.

Mama machte den Mund auf, aber es kam kein Wort heraus.

Mein Vater nickte ihr aufmunternd zu.

Seufzend sagte sie: »Es steht jetzt zwei zu zwei.«

Papa sah mir tief in die Augen. »Verstanden?«, bedeutete mir sein vielsagender Blick. »Wir haben es tatsächlich geschafft!«

Ich sah zwischen beiden hin und her. Was zum Teufel sollte das heißen?

Dann legte sich Mama die Hand auf den Bauch und Papa beugte sich vor, um seine daraufzulegen. In diesem Moment schlug Chiara die Hände vor den Mund und stieß einen lauten Schrei aus: »Ich fass es nicht!«

»Was denn?«, sagte ich zunehmend beunruhigt, weil ich nach wie vor nur Bahnhof verstand. »Was?«

»Sind wir schwanger?«, quietschte sie, warf die Arme in die Luft und trommelte begeistert gegen die Wagendecke.

»Na ja«, sagte Papa. »Rein medizinisch gesehen, ist nur eure Mutter schwanger.«

Ich zog die Nase kraus. »Wir sind schwanger?«, dachte

ich. Donnerwetter! Doch dann fiel der Groschen – so rasant wie ein Skatebord, das ein steiles Gefälle hinuntersaust, nicht ohne dabei gehörig Blätter und Staub aufzuwirbeln und wild über Steine zu rumpeln: *Zwei zu zwei*, hatte Mama gesagt. *Zwei zu zwei*. Schwanger! Sohn! *Bruder!* Zwei Jungs und zwei Mädchen. *Zwei und zwei*.

»Zwei zu zwei?«, rief ich. »Zwei zu zwei?« Ich riss die Tür auf, stieg aus, ließ mich auf die Knie fallen und reckte die Faust, als hätte ich soeben rückwärts ein Tor geschossen. Ich sprang wieder auf, wirbelte herum und rannte wie besessen zu meinem Vater, versuchte, ihn zu umarmen, indem ich mich zum Fenster hineinbeugte. Aber ich war einfach zu klein und bekam nur sein Ohrläppchen zu fassen – das aber gründlich, sodass ich schon Angst hatte, ihm wehgetan zu haben. Ich stieg wieder ein und zog die Autotür zu. Ich bekam kaum noch Luft vor Freude. »Ich bekomme einen kleinen Bruder?«, sagte ich atemlos. »Ich bekomme tatsächlich einen kleinen Bruder? Wann genau? Wie soll er heißen? Wo wird er schlafen? Melden wir ihn im Basketballverein an?« Aber niemand hörte mir zu, denn Chiara hatte sich über den Schaltknüppel gebeugt, um Mama zu umarmen, Alice klatschte in die Hände, und Papa machte sich locker, indem seine Schultern einen Tanz aus lauter winzigen Zuckungen aufführten. In diesem Moment herrschte eine solch positive Energie in unserem Auto, dass sie ausgereicht hätte, die ganze Welt zu erleuchten.

»Und es wird wirklich ein Junge?«, schrie ich, um mir Gehör zu verschaffen.

»Ja, ein Junge«, bestätigte Papa.

»Irrtum ausgeschlossen?«

»Irrtum ausgeschlossen.«

Chiara war überglücklich, Alice bestimmt auch, aber ich war *eindeutig* der Glücklichste, denn ab jetzt würde eine ganz neue Ära anbrechen, eine neue Weltordnung: Papa und ich waren endlich nicht mehr in der Minderheit, und das war einfach ... *gigantisch*. Drei Männer und drei Frauen – endlich *Gerechtigkeit*! Endlich keine unfairen Abstimmungen mehr, wenn um die Fernbedienung gestritten wurde. Endlich keine endlosen Shoppingtouren und vorhersehbaren Niederlagen mehr, wenn es darum ging, an welchen Strand wir fahren oder was wir essen sollten.

Aber das war noch längst nicht alles: »Damit ist unser Auto endgültig zu klein«, sagte ich. »Wir müssen uns ein neues kaufen.«

Chiara riss die Augen auf. »Deshalb ziehen wir auch um!«

Unsere Eltern hatten vor einiger Zeit begonnen, ein Haus zu renovieren. Jetzt war uns alles klar.

»Ich will ein blaues Auto«, sagte ich.

»Und ich ein rotes«, sagte Chiara.

»Blau!«

»Rot!«

»...!«, machte Alice, ihr Gesicht ein einziges Ausrufezeichen, und klatschte, ohne zu begreifen, was da eigentlich vor sich ging. Sie hatte sich einfach von der allgemeinen Begeisterung anstecken lassen. Die Sonne war ein Eidotter kurz vor dem Auslaufen, die Katze sprang von der Motorhaube und ein ganzer Vogelschwarm erhob sich wie auf Kommando in die Luft, um riesige Muster in den Himmel zu malen.

✹✹✹

»Und, wie soll er heißen?«

Ich war der Erste, der das fragte, und zwar, als Mama mir gerade die Haare föhnte.

»Petronio!«, rief Papa aus dem Wohnzimmer, wo er Nüsschen knabberte.

»Maurilio«, erwiderte ich. Keine Ahnung, warum mich dieser Name immer so zum Lachen brachte. Sollte sich mein Bruder als Unsympath erweisen – was durchaus im Bereich des Möglichen lag, da man so etwas nicht im Vorfeld beeinflussen kann –, würde ich so auf jeden Fall meinen Spaß haben, allein schon, wenn ich seinen Namen rief.

»Kommt gar nicht infrage!«, sagte Chiara. »Wenn es ein Junge wird, heißt er Pietro, und wenn es ein Mädchen wird, Angela.«

»Chiara ...« Ich seufzte geduldig.

»Ja?«

»Wir wissen bereits, dass es *ein Junge* wird.«

Sie schnaubte nur und tat so, als hätte sie mich nicht gehört.

Ich ahnte bereits, dass die Frauen in unserer Familie weniger glücklich mit der Pattsituation waren. Vielleicht hofften sie insgeheim, das Ergebnis noch ändern zu können.

»Dann eben Pietro!«, wiederholte Chiara.

Aber Pietro gefiel niemandem, ebenso wenig wie Marcello, Fabrizio oder Alberto. Ich schlug Remo vor, konnte mich aber nicht damit durchsetzen. Wir versuchten es mit den Namen von Großvätern und Onkeln, allerdings ohne Erfolg. Mit denen von entfernten Verwandten: ebenfalls Fehlanzeige. Dann mit denen von Schauspielern und Sängern – *nada*! Die Frage wurde also erst mal vertagt. Ich strengte mich ganz besonders an, einen passenden Namen zu finden: Es ging schließlich um meinen Bruder! Außerdem musste er gut zu Mazzariol passen, was im Veneto auch der Name eines Kobolds mit spitzem Hut und rotem Anzug ist. Er ist dafür bekannt, dass er allen Streiche spielt, die keinen Respekt vor der Natur haben, und eine der Sagengestalten, von denen die Alten an langen Winterabenden erzählen.

Aber in meinem kindlichen Eifer war ich mir sicher, dass man nicht nur von seinem Namen geprägt wird. Dass einen noch ganz andere Dinge zu der Persönlichkeit machen, die man ist oder einmal sein wird: Spielsachen zum Beispiel. Deshalb konnte ich meine Begeisterung kaum bremsen und wollte mich sofort nützlich machen. Schon am nächsten Tag bat ich meinen Vater, ein Geschenk für meinen Bruder kaufen zu gehen: Ich hatte beschlossen, ihm ein Stofftier zu schenken, ein Willkommensstofftier. Ich musste meine Eltern gar nicht lang überreden – im Gegenteil! Meine Mutter schien sich dermaßen über meinen Vorschlag zu freuen, dass sie mich im Kreis herumschwenkte. Seit wir eingeweiht worden waren, konnte ich über nichts anderes mehr reden. Wir gingen in meinen Lieblingsladen, ein altes Spielwarengeschäft, das mir allein schon deshalb gefiel, weil es von allen alten Läden der einzige war, der neu roch.

»Ich brauche ein *starkes* Stofftier!«, dachte ich. »Etwas, mit dem sich mein Bruder identifizieren kann.« Meine Eltern hatten mir beigebracht, auf den Preis zu achten – das Geld liegt schließlich nicht auf der Straße! Aber das war ein besonderer Anlass, und da durfte ich unter Umständen – ja mit Sicherheit! – etwas mehr ausgeben: mehr als zehn Euro, also einen Haufen Geld, wie ich fand. Denn mein Bruder hatte eindeutig ein Stofftier im Wert von über zehn Euro verdient.

Ich näherte mich dem Regal und konzentrierte mich auf die Tiere. Es gab Kaninchen, Katzen und Hunde. »Nein!«, dachte ich. »Das ist keiner, der mit Kaninchen spielt. Wenn, dann gefällt ihm bestimmt ein Löwe, ein Nashorn oder ein Tiger. Vielleicht auch ein …«

Da sah ich ihn.

»Der da!«, sagte ich zu meinem Vater und zeigte darauf.

»Was ist denn das?« Er nahm ihn in die Hand.

Ich schnaubte über so viel Ignoranz und verdrehte die Augen. »Ein Gepard«, sagte ich und dachte: »Wie kann man nur als Erwachsener nicht wissen, wie ein Gepard aussieht?«

»Bist du sicher, dass du den willst?«

»Der ist perfekt«, sagte ich. Und das war er auch – nicht umsonst ist der Gepard das wendigste, schnellste, majestätischste und vornehmste Tier überhaupt. Ich sah ihn schon vor mir: meinen Bruder, den Geparden. Wir würden im Treppenhaus Fangen spielen, uns auf dem Bett balgen, darum kämpfen, wer als Erster ins Bad dürfte. Und – was noch viel wichtiger war: Wir würden uns verbünden: um in den Besitz der DVD-Player-Fernbedienung zu gelangen oder um Schokokekse und einen Basketballkorb zu bekommen. Wir zwei würden die Welt erobern!

ೞ෨ඕ

In dieser Nacht malte ich mir aus, was wir alles gemeinsam anstellen würden, der Gepard und ich. Ich stellte mir vor, wie wir das Zimmer mit Postern und die Wände mit Graffiti zupflastern würden. Ich würde stets sechs Jahre älter sein als er, mein Leben lang, und alles sechs Jahre vor ihm machen. Ich würde ihm jede Menge beibringen: Rad fahren, aber auch den Umgang mit Mädchen oder wie man auf Bäume klettert.

Wir Mazzariols sind nämlich begnadete Baumkletterer, und das schon seit vielen Generationen.

Deshalb bat ich Wochen später meinen Vater, ihn auf die Baustelle unseres zukünftigen Hauses begleiten zu dürfen. Ich hatte ein Glas mit Pflanzensamen dabei, die ich den ganzen Frühling über beim Mittag- und Abendessen gesammelt hatte. Irgendjemand hatte mir erzählt, dass man aus Obstkernen und Nüssen Bäume ziehen kann. Und da hatte ich begonnen, sie zu sammeln. An diesem Tag nahm ich sie mit. Es waren *wahnsinnig viele.*

Während sich Papa mit den Handwerkern unterhielt, ging ich heimlich auf die Rückseite des Hauses, schraubte den Deckel von meinem Einmachglas und streute die Samen aus – dort, wo später der Garten hinkommen sollte. Ich trampelte auf ihnen herum und bedeckte sie mit Erde, tat also alles, was ich für nötig hielt, um sie gut anwachsen zu lassen. Dann zwängte ich mich wieder auf den Rücksitz und wartete.

Doch auf einmal beschlich mich eine furchtbare Angst: Was, wenn ich zu viele zu dicht nebeneinander ausgesät hatte? Was, wenn sich die Bäume eines Tages umeinanderschlingen, ganz nah am Haus, ja sogar *darin* wachsen würden, sodass wir von Wald eingeschlossen wären?

Nachdem mein Vater alles erledigt hatte und in den Wagen gestiegen war, ließ er den Motor an und musterte mich im Rückspiegel. Meine besorgte Miene entging ihm nicht. »Ist irgendwas?«

Mein Vater hat seit jeher einen sechsten Sinn, wenn ich in Schwierigkeiten stecke.

Aber in diesem Moment wurde das Bild überwucherter Hausmauern von einem anderen überlagert, das zeigte, wie der Gepard und ich im tollsten Dschungelhaus überhaupt wohnen würden. Besser gesagt, in einem Baumhaus.

»Nein, nein«, erwiderte ich. »Alles bestens.«

Ich wischte mir die Hände an den Oberschenkeln ab. Mein Vater legte den ersten Gang ein und ließ den Wagen anrollen. Der Gedanke an das Baumhaus ließ mich nicht mehr los, sodass ich ihn mit ins Bett nahm und er mir bis zum nächsten Morgen Gesellschaft leistete.

∾∽∾

Dann wurde ein Name gefunden. Im Supermarkt. Denn genau so macht man das.

ശ്ര

Wir waren einkaufen, und zwar zu fünft. Wir schoben unsere Wagen durch die Gänge mit Obst, Haferflocken und Putzmitteln. Im Radio lief irgendeine exotische Musik und Chiara und ich führten einen hawaiianischen Tanz auf, den wir im Fernsehen gesehen hatten. Mein Vater versuchte, heimlich Schokoriegel, Nüsschen und Butterplätzchen in den Einkaufswagen zu schmuggeln.

»Warum eigentlich nicht Giacomo junior?« Abrupt hörte ich auf zu tanzen.

»Wie bitte?«, sagte meine Mutter.

»Als Name für meinen Bruder: Giacomo junior. Als ältester Sohn hab ich gewisse Rechte, oder etwa nicht?«

»Nein.«

»Was soll das heißen: ›Nein‹?«

»Ich will keinen ausländischen Namen.«

»Giacomo ist doch nicht ausländisch!«

Mama verdrehte die Augen.

»Dann eben Giacomo der Zweite? Giacomo der Kleine? Giacomo der Jüngere?«

»Hör auf mit dem Quatsch!«

»Wenigstens mit ›G‹ könnte er anfangen. Darf es ein Name sein, der mit ›G‹ anfängt? Die Leute sollen wissen, dass wir Brüder sind. Das ist ein Liebesbeweis. *Mein* Liebesbeweis.« Ich legte die Hand aufs Herz und setzte einen treuen Hundeblick auf, machte mein flehendstes Gesicht. Chiara tat so, als müsste sie in den Einkaufswagen kotzen.

»Gualtiero? Giancarlo, Gastone, Gilberto, Giuseppe, Girolamo ...?«

»Die sind ja furchtbar!«, bemerkte Chiara.

»Das kann man wohl sagen«, bestätigte meine Mutter.

»Dann eben Gepard! Können wir ihn Gepard nennen?« Aber da hörten sie mir schon gar nicht mehr zu und überlegten laut, wo Papa geblieben war. Der nutzte unsere Zerstreutheit gerne aus, um zu diesen Leuten zu gehen, die irgendwelche Kostproben anbieten. Dort tat er so, als wollte er etwas kaufen, nur um sich wie ein Verhungernder über ihre Tabletts herzumachen. Wir kamen zur Käsetheke und ich geriet ins Schwitzen. Was, wenn wir uns niemals einig werden würden? Was, wenn wir uns irgendwann geschlagen geben müssten und ihm gar keinen Namen geben würden? Ein namenloses Kind. *Er* für die Kindergärtnerinnen. *Du weißt schon wer* für seine Freunde. *Der da* oder *He, Sie!* für seinen zukünftigen Arbeitgeber.

»He, ihr zwei, worauf habt ihr mehr Lust?«, fragte Mama. »Auf Mozzarella oder Stracchino?«

»Stracchino!«, entschied Chiara. »Der von Nonno Nanni.«

In diesem Moment hatte ich einen Geistesblitz. »Giovanni!«, rief ich. Mama und Chiara drehten sich um. »Mein Bruder Joe!«

Mama rümpfte die Nase.

»Nein, entschuldige, ich meine natürlich mit ›G‹, nicht Joe. Mein Bruder Giovanni. Na, was sagt ihr dazu?«

»Giovanni gefällt mir«, erwiderte Chiara – meiner Meinung nach allerdings nur, weil sie den Stracchino hatte aussuchen dürfen.

»Hm, mir auch.« Mama nickte und sah aus, als wollte sie sagen: *Wieso sind wir da nicht schon viel früher draufgekommen?*

Damit war Gepards Name besiegelt – mitten im Käsegang des Supermarkts, umgeben von Provola und Robiola, umsäuselt von Einkaufsmusik –, allerdings ohne unseren Vater, der mal wieder auf Beutezug war.

☙❧☙

Im Grunde war damit für mich das Wichtigste erledigt: Ich hatte einen Plüschgeparden gekauft, der ihm sein wahres Wesen vor Augen führen würde. Und ich hatte ihm einen Namen gegeben. Jetzt hieß es einfach nur abwarten. Mamas Bauch nahm zunehmend Gestalt an, unser Haus ebenfalls – nur der Wald in unserem Garten nicht, aber das hatte ja auch noch Zeit. Die Welt war auch so voller Wunder.

   Doch dann, eines Sonntags – wieder an einem Sonntag –, als wir von irgendwoher zurückkamen, vielleicht wieder von unserer Oma, und wie immer am verlassenen Firmenparkplatz vorbeifuhren, riss Papa abrupt das Lenkrad herum und machte sich wie damals auf die Suche nach einem ganz besonderen Stellplatz für unseren bordeauxroten Passat. Aber auch für eine erneute Ankündigung.

»Schon wieder?«, fragte Chiara.

»Schon wieder?«, fragte ich.

»…?«, machte Alice, ihr Gesicht ein einziges Fragezeichen.

Kurz dachte ich: »Vielleicht sind es ja Zwillinge?« Oder aber … Ich riss die Augen auf. Nein, das war einfach ausgeschlossen! Papa fand einen Platz, parkte ein und machte den Motor aus. Dann schnallte er sich ab. Mama tat es ihm gleich. Noch bevor sie auch nur ein Wort sagen konnten, platzte es förmlich aus mir heraus: »Nein, ich flehe euch an! Sagt nicht, dass ihr euch geirrt habt, sagt nicht, dass es ein Mädchen wird!«

»Nein.« Mama setzte ein merkwürdiges Lächeln auf, das mir neuen Mut gab. »Wir haben uns nicht geirrt.«

Ich atmete auf. Alles andere war mir egal.

»Und warum stehen wir dann wieder auf diesem Parkplatz?«, fragte Chiara.

Unsere Eltern sahen sich an wie damals – wenn auch nicht *ganz genau* wie damals. Und wieder war da dieser Energiestrom aus bunten Konfetti, allerdings in einer etwas anderen Farbe. Es war, als würden wir dieselbe Szene erneut proben. Weil der Regisseur gesagt hatte: »Okay, okay, aber es fehlt mir noch an Pathos, kapiert? Ich will das pralle Leben sehen, mit allem Drum und Dran! Wut *und* Freude. Vergangenheit *und* Zukunft. Wärme *und* Kälte. Versetzt euch da richtig rein und anschließend ins genaue Gegenteil.«

Achtung, Aufnahme!

Und los ging's.

Der verrostete Laster war weg. Stattdessen stand dort ein blauer Anhänger, der von einer Plane bedeckt war. Keine Katze weit und breit, nur zwei Krähen, die Verstecken spielten. Es war Sommer, die Sonne brach durch eine diesige Wolkenschicht und an den Zweigen der Bäume zitterten die Blätter. Ein Auto fuhr vorbei, das Radio bis zum Anschlag aufgedreht, mit wummernden Bässen. Mama wartete, bis die Musik verstummt war, und verkündete dann: »Wir müssen euch etwas sagen … Es hat was mit eurem Bruder zu tun.« Papa drückte ihre Hand.

»Euer Bruder …« Sie verstummte. »Nun, euer Bruder wird … besonders sein.«

Chiara und ich sahen uns an.

»Besonders?«, sagte sie.

»Besonders? Wie besonders?«, wollte ich wissen.

»Na ja, er wird auf jeden Fall … anders sein«, sagte Papa. »Vor allem liebevoll, unglaublich liebevoll. Er wird viel lächeln, sehr lieb und ruhig sein. Und er wird sein eigenes … *Tempo* haben.«

Ich runzelte die Stirn. »Tempo?«

»Und andere besondere Eigenschaften, die wir noch nicht kennen«, sagte Mama lächelnd.

»Es ist also eine gute Nachricht?«, fragte Chiara.

»Das auch, *aber nicht nur*«, sagte Papa ernst und runzelte seltsam die Stirn. Da blähte sich das Auto auf und fiel wieder in sich zusammen, als atmete es mit uns. »Es ist vor allem eine Nachricht, die alles verändert«, sagte er. Dann drehte er sich wieder nach vorn und machte das Radio an.

Ganz genau.

Damals erstaunte mich vor allem die Sache mit dem Radio – zumindest ist mir die von diesem Tag noch am besten im Gedächtnis geblieben. Papa hört eigentlich nicht oft Musik, ist aber ein echter Bruce-Springsteen-Fan: Seiner Meinung nach ist alles, was es über das Leben, den Tod, die Liebe und wichtige Weggabelungen zu sagen gibt, schon in einem Bruce-Springsteen-Song gesagt worden. Er machte also das Radio an und aus den Lautsprechern kam das Quietschen einer Mundharmonika. Sofort füllte sich das Auto mit Wehmut. Springsteen begann zu singen. *The River*. Und obwohl ich nichts von dem verstand, was er da sang – ich wusste nicht einmal, dass das Lied *The River* hieß –, also obwohl ich nichts davon verstand, wurde ich von Gefühlen regelrecht überschwemmt. Keine Ahnung, warum, aber ich erinnere mich noch mit einer unglaublichen Intensität daran, und auch, dass ich am liebsten alle umarmt hätte. Vielleicht tat ich das sogar, wenn auch im Stillen: Meinen Vater, weil er mein Vater war. Meine Mutter, weil sie meine Mutter war. Und meine Schwestern … na gut, doch sogar sie hätte ich umarmt. Keine Ahnung, warum.

っへん

Etwas höchst Ungewöhnliches würde geschehen.

୭ఌ୬

In dieser Nacht träumte ich von einem Gepardenkind mit Superkräften. Wenn er besonders war, hatte er vielleicht Superkräfte. »Wow!«, dachte ich im Traum: Mein Bruder konnte fliegen. Mein Bruder war drei und superschnell, er hatte den Bizeps eines Bodybuilders und das Kreuz eines Rugbyspielers. Ich war von Feuer eingeschlossen, und er brach durch die Flammen, um mich da rauszuholen. Mehrere Terroristen aus der Vierten – aus der 4b, um genau zu sein – hielten mich gefangen, und er kam durch die Wand, um mich zu retten, ohne sich wehzutun, als wäre sein Skelett von Adamantium ummantelt wie das von Wolverine. Ich stand kurz davor, von einem Bären gefressen zu werden, und er hob mich *zack!* hoch und brachte mich in Sicherheit. Dann kehrte er mit einem Steak zum Bären zurück, um ihm eine Freude zu machen. Mein Bruder war Licht, Atome, Unvorhersehbarkeit. Mein Bruder wich Kugeln aus und Pfeile prallten einfach an ihm ab. Aber das war noch längst nicht alles: Er kam fast zu spät, um den Präsidenten der Vereinigten Staaten zu retten, weil er vorher noch schnell eine Katze vom Baum holen musste. Er stürzte sich in einen Fluss, um ein Papierschiff an Land zu ziehen. Und er holte Spielzeugautos zurück, die in Gullys gefallen waren.

Tja.

Er war wirklich sehr speziell mit seinem hautengen Superheldenanzug und dem großen »S« auf der Brust. Er war drei Jahre alt, hatte gegeltes Haar, Bambiaugen und die Bauchmuskeln eines Wrestlingstars. Er redete nicht, er handelte. Und je mehr Zeit verging, desto mehr schmückte ich das Wort »speziell« aus, wenn auch erfüllt von einem riesigen nagenden Zweifel: Warum nur würde er so zur Welt kommen?

⤳⤳⤳

»Mama?«

»Hier bin ich!«

Ich kam mit einem Block in die Küche, auf dem ich mir mehrere Fragen notiert hatte. Oder zumindest hatte ich so getan, als ob, denn ich konnte noch gar nicht schreiben. Wir waren allein – keine Ahnung, wo meine Schwestern damals steckten. Mama schnitt gerade Tomaten und warf sie in eine Glasschüssel. Sie nahm den Brotkorb und stellte ihn auf den Tisch. Aus dem Radio kam eine kindlich-fröhliche Melodie.

»Und?«, fragte sie.

»Ähm … Was hast du gegessen, bevor du erfahren hast, dass du mit Giovanni schwanger bist?«

Meine Mutter, die gerade den Kühlschrank aufmachte, erstarrte, die Hand an der Tür. »Wie bitte?«

Im selben Moment kam Papa herein. »Was ist los?« Er ging zu ihr, umarmte sie von hinten und gab ihr einen Kuss auf die Wange. »Decken wir den Tisch? Was ist das für ein Block, Jack?«

»Da stehen Fragen drauf.«

»Worüber?«

»Über meinen Bruder.«

»Über deinen Bruder?«

»Über seine besonderen Fähigkeiten.«

»Was möchtest du denn wissen?«

»Das Warum.«

»Wie, das Warum?«

»Warum er sie hat.«

Papa brummte etwas, ließ meine Mutter los und streckte die Arme. Es klang wie das Knacken eines Zweigs. »Verstehe«, sagte er. »Und was sind das genau für Fragen?«

»Na ja …« Ich starrte auf meinen Block. »Ich habe Mama gerade gefragt, was sie gegessen hat – am Abend, bevor sie erfahren hat, dass sie mit Giovanni schwanger ist.«

»Aha.« Papa drehte sich zu ihr um. »Was hast du gegessen, bevor du erfahren hast, dass du mit Giovanni schwanger bist?«

Mama kratzte sich am Kopf. »Keine Ahnung. Nudeln vermutlich. Oder Radicchio.«

Ich nickte und tat so, als würde ich es aufschreiben. »Und du …« Ich zeigte auf Papa. »Wie viel wiegst du?«

»Achtzig Kilo.«

»Von wegen!«, murmelte Mama.

»Achtzig Kilo«, wiederholte er ungerührt.

»Und wo warst du, als Mama erfahren hat, dass sie mit Gio schwanger ist?«

»In unserem Zimmer.«

»In eurem Zimmer. Interessant. Und wovon handelt das Buch, das du als letztes gelesen hast, Mama?«

»Es ist die Geschichte eines …«

»Okay, okay – geht es gut aus?«

»Ja.«

»Das hab ich mir bereits gedacht.« Ich nickte eifrig und malte Häkchen hinter meine Fragen.

Mama verteilte den Salat auf den Tellern. »Können wir jetzt essen?«

»Noch eine letzte Frage, denn die ist besonders wichtig: Warst du neulich joggen?«

»Giacomo, was glaubst du wohl? Mit dem Bauch?«

»Spazieren?«

»Ja.«

»Mit wem?«

»Mit Francesca.«

»Mit der Mama von Antonio?«

»Mit der Mama von Antonio.«

Ich riss die Augen auf. »Du warst also mit der Mama von Antonio spazieren?«

»Ja, aber warum willst du das …«

»Die Mama von Antonio hat gerade ein Kind bekommen, stimmt's?«

»Ja.«

»Ein blondes, blauäugiges, obwohl alle in der Familie dunkle Haare und dunkle Augen haben.«

»Ja.«

»Das kann ich dir erklären …«, sagte Papa mit hochgezogenen Brauen, während sich ein seltsames Grinsen auf seinem Gesicht ausbreitete.

Mama warf ihm einen tödlichen Blick zu, aber ich achtete nicht weiter darauf. Das konnte kein Zufall sein: Sie war mit einer Frau spazieren gewesen, die einen besonderen Sohn bekommen hatte. Das hatte mit Sicherheit auch etwas mit Giovannis besonderen Kräften zu tun. Vielleicht war das etwas, das sich Mütter heimlich beim Spazierengehen weitergaben? Oder beim Reden. Vielleicht auch nur über einen Blick. Hatte es was mit Bewegung zu tun – mit Geschwindigkeit? Oder lag es am Ort und an der Jahreszeit? Mein Kopf war wie ein Flipperautomat voller Kugeln: jede Kugel ein Gedanke. Ich setzte mich zum Essen und nahm mir zweimal Salat – den Blick auf einen Punkt in weiter Ferne gerichtet, jenseits von Raum und Zeit. Das Leben war wirklich voller Rätsel.

Nachts, wenn ich träumte – sei es mit offenen oder geschlossenen Augen –, stellte ich mir vor, dass mein Bruder in einem Geschenkpaket mit Schleife und allem Drum und

Dran steckte. Ich saß auf dem Sofa und hatte es auf dem Schoß. Denn das ist der allerschönste Moment: wenn man das Geschenk schon in Händen, aber noch nicht ausgepackt hat. In diesem Moment ist noch alles möglich. Ist es erst einmal ausgepackt, ist der Inhalt der, der er ist: Gefällt er einem, prima! Und wenn nicht – Geduld! Doch hält man das Paket noch in Händen, fühlt sein Gewicht und betastet es, versucht, zu erraten, was drin ist, ist das einfach das Höchste! Fast könnte man meinen, es wäre besser, das Geschenk gar nicht erst auszupacken, sondern einfach weiterzuträumen.

༄ོྂ

Aber so funktioniert das nicht.

Schließlich ist es eine ganz besonders große Freude, es auszupacken und das Geheimnis zu lüften. Tagsüber bestaunte ich Mamas Bauch und machte mir klar, dass er da drin war: Gio. Und dass ich ihn ein Leben lang so nennen würde: Wenn wir uns streiten, aber auch wenn wir uns miteinander verbünden würden. Wenn ich ihn zum Essen, aber auch wenn ich um Hilfe rufen würde. »Hey, Joe!«, würden alle sagen, wie in diesem Lied von Jimi Hendrix. Bestimmt würden sehr viele nach ihm rufen, weil er zu den Menschen gehören würde, die man gerne um sich hat.

Ich berührte Mamas Bauch, schnupperte daran und betrachtete ihn aus so großer Nähe, dass ich sah, wie straff gespannt die Haut war. Ich legte das Ohr darauf und wartete, dass Gio einen Tritt austeilte.

Währenddessen begann die Welt sich um mich, ja *um uns* zu verändern. Es gab ein neues Haus, ein neues Auto, ja sogar einen neuen Job für Papa. Giovanni brachte ein Meer der Möglichkeiten mit sich. Er war wie ein Funke, der auf uns alle überspringen würde.

In unser neues Haus – unser Einfamilienhaus mit besagtem Garten, den ich genauestens nach ersten Anzeichen für wuchernden Wald absuchte – zogen wir Anfang Dezember. Am Umzugstag erkundete ich sämtliche Zimmer: die Schlafzimmer im ersten Stock, die Bäder, die Küche und das Wohnzimmer. Ich strich mit der Hand über die Wände, ging hinunter in den Keller und spähte in den Kamin. Es roch nach Holz und Farbe.

Ich suchte in unseren Umzugskartons nach dem Plüschgeparden und brachte ihn sofort in Sicherheit, indem ich ihn in einen Schrank räumte.

Langsam, aber sicher füllten wir das Haus mit Leben, und der Geruch nach Holz und Farbe wich dem unserer Familie, unserer Spiele und unserer Mahlzeiten. Dem Geruch des Winters. Es war sehr kalt. Es schneite sogar ein paarmal, aber nicht viel. Wir hatten Bilder und Fotos aufgehängt. Ich lag zusammengerollt mit einer Decke auf dem Sofa und vermisste Luca, meinen Freund von nebenan. Aber ich hatte schon andere Kinder in der Gegend gesehen.

Eines Tages kam ich in die Küche und sah ein Foto von uns fünf, von meinen Eltern, Chiara, Alice und mir. Wir machten alle einen unglaublich fröhlichen Eindruck. Giovanni durfte dieses Foto niemals zu Gesicht bekommen. Was, wenn er daraus schloss, dass wir auch ohne ihn glücklich waren?

Ich nahm es mit in mein Zimmer, holte einen roten Stift aus dem Federmäppchen und setzte mich an meinen Tisch. Links neben uns fügte ich ein Strichmännchen ein. Ich gab ihm ein kreisrundes Gesicht und ein Grinsen von einem Ohr zum anderen. Ich hängte das Foto zurück und sah, dass noch etwas fehlte. Deshalb nahm ich es erneut von der Wand und zeichnete einen Umhang, der von Giovannis Schultern herabhing: der Umhang eines Superhelden.

Es war der siebte Dezember.

Das weiß ich ganz genau, weil Gio noch am selben Nach-mittag zur Welt kam.

2
HUNDERTACHTZIG
STOFFTIERE

Und da war er! In der neuen Wiege. In der neuen Familie. In dem alten gelben Strampelanzug, der vor ihm schon Chiara, dann mich und schließlich Alice umhüllt hatte. Oben ragte sein Kopf und unten ein Fuß unter der Decke hervor – so weit, so gut. Alles war an seinem Platz. Aber dieser kleine Kopf und dieser Fuß erzählten eine Geschichte, die ich erst nach und nach verstehen sollte. Ich stand neben ihm, mit dem Geparden, den ich ihm gekauft hatte. Aber anstatt ihn zu ihm in die Wiege zu legen, klemmte ich ihn fest unter meinen Arm, weil … Na ja, ehrlich gesagt, weiß ich das selbst nicht so genau.

»Wo kommt er her?«, fragte ich meinen Vater flüsternd.

»Wie meinst du das?«

»Er ist nicht von diesem Planeten. Das sieht man gleich.«

»Wir hatten euch ja gesagt …« – er legte die Hand so warm und fest auf meine Schulter, dass ich mich damit überallhin gewagt, es mit allem aufgenommen hätte – »… dass er besonders sein wird.«

Ich nickte.

Vor allem die Augen. Die Augen waren chinesisch, vielleicht auch venusianisch, da war ich mir noch nicht ganz sicher. Oder von irgendeinem anderen Planeten, wo Leuchtkristalle aus dem Sand schießen und zehn violette Monde am Himmel stehen wie in diesem Superman-Film. Auch meine Augen sind leicht mandelförmig, man sieht also, dass wir Brüder sind, aber seine waren wirklich *seeeehr* asiatisch. Und dann der Hinterkopf. Sein Hinterkopf war so flach wie eine Landebahn für winzige Raumschiffe. Wäre Gio auf alle viere gegangen, hätte man seinen Kopf locker als Tablett benutzen können. Doch nichts beeindruckte mich so sehr wie die Zehen seines Fußes, die unter der Decke hervorschauten und zuckten. Denn an diesem Fuß hatte Giovanni ganze vier Zehen. Oder besser gesagt, man ahnte zwar, dass es möglicherweise fünf waren, aber der kleine Zeh und der davor waren miteinander verbunden wie zwei Kit Kat.

»Und der andere?« Ich zeigte darauf. »Sieht der andere Fuß auch so aus?«

»Ja«, sagte Papa. »Witzig, was?«

Ich zuckte mit den Schultern. War das witzig? Ehrlich gesagt, fand ich es etwas gruselig. Andererseits hatte mein bester Freund Andrea – der, offen gestanden, gerade erst nach einer gewissen Zeit in der Verbannung wieder mein bester Freund geworden war, weil er es gewagt hatte, unsere gemeinsame Freundin Lavinia dazu zu bringen, mit ihm statt mit mir zu gehen – keine Ohrläppchen. Bei ihm kamen die Ohren direkt aus dem Kopf, straff und kompakt. Jeder von uns war anders, und vielleicht konnte Giovanni ja mit einem Zeh weniger beim Toreschießen besser zielen – so wie mit nahtlosen Fußballschuhen. Jeder von uns ist anders, und manchmal kann das ein Riesenvorteil sein. Ich musste an auf die Erde gekommene Engel denken, die ihre Flügel unter Wintermänteln verstecken. An Scott Summers alias Cyclops von den X-Men, der gezwungen ist, ständig eine Sonnenbrille aufzuhaben. Giovanni würde Strümpfe und Schuhe tragen wie alle anderen auch – außer vielleicht, um sie mitten im Spiel auszuziehen, genau im richtigen Moment, knapp vor dem Strafraum, um den Ball dann auf seine Weise zu treffen, auf seine ganz besondere Weise, die den Torwart völlig überrumpeln würde. Ich zog den Geparden unter meinem Arm hervor und hielt ihn hoch, damit er ihn sehen konnte: Ich hielt ihn Gio direkt vors Gesicht.

»Du musst ein paar Wochen warten«, sagte Mama. »Noch kann er nicht sehen.«

»Er ist auch noch blind?«

Sie lachte. »Alle Neugeborenen sind blind.«

»Echt?«

»Ja.«

Völlig ungerührt hielt ich ihm den Geparden noch näher vors Gesicht und gab ihm damit einen Kuss auf die Nasenspitze.

～∽◌∾

Dass er wohl Chinese war oder von einem asiatischen Planeten stammte, begeisterte mich am meisten. Sobald ihn meine Eltern in den nächsten Tagen allein ließen, nutzte ich das aus, um mich auf Chinojapakoreanisch an ihn zu wenden: Meine Lippen formten lang gezogene Laute, hauptsächlich Vokale. Ich baute mich direkt vor ihm auf, sah ihm in die Augen, setzte ein angestrengt breites Grinsen auf und begann, Geräusche zu machen, die sich anhörten wie Radiofrequenzen.

Eines Tages ertappte mich mein Vater dabei. »Bist du verrückt geworden? Was machst du denn da?«

Ich senkte die Stimme, ohne mich von seiner Dummheit aus dem Konzept bringen zu lassen. »Ich versuche, mich mit ihm zu verständigen.«

»Und, klappt's?«

»Das wird harte Arbeit.«

»Das kann man wohl sagen.«

»Vorhin hat er reagiert.«

»Wirklich?«

»Ja.«

»Was hat er denn gemacht?«

»Er hat sich einen Finger in die Nase gesteckt.«

»Oh!«

»Als ich was mit U und A gesagt hab. Und zwar so: Uuu-aaa-uuu-aaa.«

Gio fing an zu lachen und steckte sich einen Finger ins Ohr.

»Siehst du?«

»Du meinst also, das U und das A könnten was damit zu tun haben, dass man sich den Finger in irgendwelche Körperöffnungen steckt?«, fragte mein Vater.

Ich nickte eifrig. »Ist das nicht fantastisch?«

»Immer schön weiterüben«, sagte er. »Bloß nicht aufgeben!«

❧

Ich begann, Gio zu beschatten. Ich war extrem fasziniert von meinem besonderen Bruder und versuchte, zu ergründen, worin diese Besonderheit genau bestand. Sobald meine Mutter ihn auch nur eine Sekunde im Kinderwagen oder in irgendeinem anderen für ihn gedachten Behältnis allein ließ, sobald sie sich umdrehte, um etwas zu erledigen, eine Schublade einzuräumen oder so, schwebte ich über ihm wie ein Spionagesatellit aus *Krieg der Sterne*.

»Kann ich dich mal was fragen?«, sagte ich eines Nachmittags zu meiner Mutter, als es draußen schneite. Sie war im blauen Bad – im Erwachsenenbad, das für uns Kinder tabu war: das, in dem sich Papa rasierte und sie ihre Cremes auftrug –, ich lag auf dem Bett, den Kopf in die Hände gestützt, und ließ Gio wie gewohnt nicht aus den Augen.

»Natürlich.«

»Warum habt ihr ihn so gemacht?«

»Wie meinst du das?«

»So chinesisch.«

»Na ja, man hat uns eine südamerikanische und eine asiatische Version angeboten, und da rote Laternen, Blumenmotive und Sushi gerade ziemlich angesagt sind ...« Mama steckte den Kopf aus dem Bad. »Hättest du ihn lieber mexikanisch gehabt?«

Ich ließ mich aufs Kissen fallen und schnaubte.

»Außerdem: Du hast doch Nachforschungen angestellt, warum Gio so besonders ist. Weißt du das nicht mehr? Die Fragen, die du Papa und mir damals gestellt hast ... Was ich am Vortag gegessen habe, ob ich mit Antonios Mama spazieren war ... Also?«

»Wie, ›also‹?«

»Ist dabei nichts herausgekommen?«

»Nicht sehr viel.«

Mama verließ das Bad und zog die Kommodenschublade auf, um Handtücher herauszunehmen. »Giacomo ...«, sagte sie mit dieser liebevoll-ernsten Stimme, die sie immer benutzte, wenn sie eine wirklich wahre Wahrheit mitzuteilen hatte. »Es gibt Dinge im Leben, die kann man beeinflussen, und andere, die man nehmen muss, wie sie kommen. Das Leben ist so viel größer als wir. Es ist komplex und geheimnisvoll ...« Ihre Augen strahlten. In ihren Augen funkeln immer unzählige Sterne, wenn sie übers Leben spricht – auch heute noch. »Das Einzige, wofür man sich immer entscheiden kann, ist zu lieben«, sagte sie. »Bedingungslos zu lieben.«

In diesem Moment kam Chiara ins Zimmer und setzte

sich neben mich aufs Bett.»Auch sein Röcheln?«, mischte sie sich ein.»Denn das zu lieben ist wirklich nicht leicht. Nachts, wenn er schläft, hört er sich an wie ein startendes Flugzeug, wenn ihr versteht, was ich meine.« Sie machte eine entsprechende Geste.

Und tatsächlich kam aus Gios Wiege nachts eine Art Dröhnen, was allerdings für Chiara kein Problem hätte sein sollen, die selbst mitten auf einer Hochbahntrasse noch selig geschlafen hätte. Ich warf ihr einen bösen Blick zu: Wir Männer mussten schließlich zusammenhalten!

»Und seine Zunge«, sagte Alice, die sich unbemerkt ins Zimmer geschlichen und uns wie aus dem Hinterhalt auf dem Bett überfallen hatte.»Warum hängt ihm ständig die Zunge raus?«

Auch das stimmte: Ständig sah man seine Zunge. Vielleicht war sie ja zu lang für seinen Mund? Vielleicht würde er in der Familie Mazzariol der Erste sein, der damit die Nasenspitze erreichen konnte. Darin waren wir echt schlecht. Aber man kann nicht ein begnadeter Baumkletterer sein *und* mit der Zunge die Nasenspitze berühren. Das wäre dann doch etwas zu viel verlangt.

»Meine Güte!«, rief Mama und sah auf die Uhr.»Es ist schon spät. Wir müssen los. Chiara, zieh dich bitte an, dasselbe gilt für dich, Alice.«

Sie verließen das Zimmer.

Ich weiß nicht mehr, wohin sie mussten und warum ich nicht mit sollte. Ich weiß nur, dass ich mit Giovanni allein blieb. Ich drehte mich zu ihm um, und auf einmal riss er die Augen auf wie nie zuvor. Er erwiderte meinen Blick. In diesem Moment hallte eine Stimme in meinem Kopf wider, die aus einem tiefen Brunnen zu kommen schien. Und sie sagte: »Ich verstehe alles, was ihr redet.«

Abrupt sprang ich auf.»Bist du das?«, fragte ich.

»Ich verstehe alles, was ihr redet«, wiederholte die Stimme.

»Kannst du Gedanken übertragen?«

»Redet ruhig über mich«, sagte die Stimme. »Hauptsache, ihr redet.« Dann lachte er.

∽∾∾

Mama liest gern. Bei uns liegen überall Bücher herum – auf dem Wohnzimmercouchtisch, in der Küche und auf Fensterbänken, ja sogar im Bad. Aber normalerweise türmen sie sich auf dem Nachttisch, der unter dem Gewicht der vielen Geschichten schier zusammenzubrechen droht. Mit der Zeit wurden mir Namen wie Hesse, Márquez und Orwell vertraut, aber mit sieben nahm ich nur den Umfang der Bücher, die Farbe ihres Einbands und die Tatsache wahr, dass sie nur selten Bilder enthielten. Bücher haben mich schon immer magisch angezogen. Meiner Meinung nach geben Eltern die Liebe zu Büchern nicht nur weiter, indem sie mit gutem Beispiel vorangehen, sondern irgendwie auch über die Luft und das Essen. Deshalb ertappte ich mich oft dabei, eines der Bücher zur Hand zu nehmen, die Mama herumliegen ließ, um mühsam den Titel zu entziffern, über das Papier zu streichen oder es sogar zu beschnuppern.

So geriet ich auch an dieses Buch.

Es hatte einen blauen Einband: ein mattes, staubiges Blau. Es war mir schon öfter aufgefallen – im Schlafzimmer oder auf dem Wohnzimmersessel. Als ich eines Tages durchs Haus strich, griff ich danach. Ich entzifferte den Namen des Autors, ein Ausländer, und den Titel, der ebenfalls ein fremdsprachiges Wort enthielt. Dass es fremdsprachig war, merkte ich am Buchstaben w, den es im Italienischen nur äußerst selten gibt. Das Wort hieß *Down*. Ich sprach es *dovn* aus. Als Nächstes entzifferte ich das Wort *Syndrom*. Ich wusste nicht, was »Syndrom« bedeutet, und auch nicht, was »Down« heißt. Ich schlug es auf, und wie immer, wenn ein Buch dickere Seiten enthält, klappte es beim Bildteil auf. Ich machte große Augen. Das war ja Giovanni! Nein, es war nicht Giovanni. Aber jemand, der ihm äußerst ähnlich sah: die gleichen Augen, der gleiche Kopf, der gleiche Mund. Es war nicht Gio, aber zweifellos jemand, der von seinem Planeten stammte. Vielleicht würde ich das Geheimnis meines Bruders jetzt endlich enthüllen! Ich blätterte weiter, ohne auch nur das Geringste zu verstehen. Doch ich sah, dass es ein medizinisches Fachbuch war. Das Wort *Krankheit* blieb hängen. »Syndrom« bedeutete »Krankheit« oder so was Ähnliches. Ich kratzte mich am Kopf. Etwas verstand ich nicht. Ich nahm das Buch und ging damit in die Küche.

Mama schnippelte gerade Paprika und ließ ihr kleines Messer knallend aufs Holzbrett niedersausen. Papa saß am Tisch und las Zeitung, wobei er Nüsschen aus einer Schale angelte. Neben ihm machte Chiara Hausaufgaben. Ich betrat die Küche und legte das Buch auf den Tisch, und zwar nicht gerade leise, um zu betonen, dass es hier um etwas sehr Wichtiges ging, sie also ihr Tun unterbrechen und mir zuhören mussten. Papa sah von seiner Zeitung auf, und seine Hand erstarrte über der Schale mit Nüsschen. Chiara hörte auf, in ihr Heft zu schreiben, und Mama zu schnippeln. Ein Paprikastückchen fiel zu Boden.

Mit möglichst tiefer Stimme – was einem mit sieben ziemlich schwerfällt – sagte ich so gewichtig wie möglich: »Was ist das?«

Papa gab vor, gründlich nachzudenken, und rief dann: »Ein Buch!«, so als wäre das eine ganz besondere Erkenntnis.

Chiara lachte höhnisch auf.

»Ich weiß, dass das ein Buch ist. Aber es ist eines, das von Giovanni handelt. Da sind Fotos von Leuten drin, die so aussehen wie er. Was bedeutet *Syndrom*? Was bedeutet *dovn*?«

»*Daun*«, verbesserte mich Chiara.

»Ja, genau. Was hat das zu bedeuten?«

»Das hat dein Bruder«, sagte Mama und fuhr damit fort, Gemüse zu schnippeln. »Ein Syndrom, das ein englischer Arzt entdeckt hat, der genau so hieß: John Langdon Down. Mit Sicherheit gab es vorher auch schon Menschen mit diesem Syndrom, aber dank ihm gibt es einen Namen dafür.«

»Und das ist eine Krankheit?«

»Nein, nicht direkt«, sagte Papa.

»Giovanni ist also nicht krank?«

»Das Downsyndrom ist keine richtige Krankheit, es ist eine Behinderung. Giovanni hat ein Chromosom mehr in jeder seiner Zellen. Vielleicht sollte ich deine Frage mit Jein beantworten: Es stimmt schon, dass Giovanni ein bisschen krank ist, aber ...«

Ich wandte mich an Chiara. »Hast du davon gewusst?«

Sie nickte.

Ich fühlte mich übergangen und betrogen.

Papa beugte sich über den Tisch und wollte meine Hand nehmen. Ich zog sie zurück, als hätte ich mich verbrannt.

»Warum habt ihr mir nichts davon gesagt? Weil ich noch klein bin?«

»Nein, wir haben es dir deshalb nicht gesagt, weil es um etwas ganz anderes geht.«

»Und das wäre?«

»Es geht darum, Giacomo, dass Giovanni Giovanni ist. Und nicht sein Syndrom. Er ist, wie er ist. Er hat seinen eigenen Charakter, seine eigenen Vorlieben, seine Stärken und

Schwächen, genau wie wir alle. Wir haben dir nie was von dem Syndrom erzählt, weil wir Giovanni selbst nicht in diese Schublade stecken. Nicht sein *Syndrom*« – er malte Anführungszeichen in die Luft –»beschäftigt uns. Sondern Giovanni, wenn du verstehst, was ich meine.«

Ich sah ihn sprachlos an. Ob ich ihn verstand? Keine Ahnung. Ich wusste nicht mal, ob ich beunruhigt sein sollte. Wenn sie sich keine Sorgen über Giovannis Krankheit machten, warum sollte ich es dann tun? Und sie wirkten wirklich kein bisschen beunruhigt. Im Gegenteil. Als sie das sagten, strahlten sie eine ganz besondere Ruhe aus – von ihren Blicken und Gesten ganz zu schweigen.»Und was ist mit dem Tempo?«, fragte ich plötzlich.

Papa runzelte die Stirn

»Das habt ihr erwähnt, als ihr uns gesagt habt, dass er besonders sein wird: dass er sein eigenes Tempo haben wird. Was hat das Tempo damit zu tun?«

»Na ja«, sagte Mama.»Er wird etwas länger brauchen, um bestimmte Dinge zu lernen.«

»Hat Marco das Downsyndrom?« Ich sprach von einem Klassenkameraden, der das Alphabet immer noch nicht beherrschte, während ich es bereits rückwärts aufsagen konnte.

»Nein. Du hast keine Freunde mit diesem Syndrom, Giacomo. Und wenn, würdest du sie auch am Gesicht und an anderen äußeren Merkmalen erkennen.«

»An den asiatischen Augen?«

»Zum Beispiel.«

»Und was noch?«

»Wie meinst du das?«

»Wegen seinen Zellen, meine ich. Wird er Schmerzen haben?«

»Seine Gesundheit ist nicht ganz so robust.«

»Und was noch?«

»Er wird komisch reden.«

»Von der Aussprache her?«

»Nicht nur. Er wird Mühe haben, sich so auszudrücken wie du, um nur ein Beispiel zu nennen.«

»Und was noch?«

»Er wird nie Fahrrad ohne Stützräder fahren können«, sagte Papa.

»Echt?«

»Ja.«

»Und kann er auf Bäume klettern?«

»Ich fürchte, nein.«

Entsetzt riss ich die Augen auf und stöhnte laut.

»Im Grunde bedeutet das nur, dass er ein wenig Unterstützung brauchen wird«, sagte Mama. Sie nahm den Spüllappen und wischte sich die Hände daran ab. »Aber nur ein bisschen.« Dabei schien sie eher mit sich selbst zu sprechen als mit mir.

»Er wird ein bisschen spät dran sein...«, sagte Chiara, die bisher schweigend zugehört und mit ihrem Stift winzige Spiralen in ihr Heft gezeichnet hatte.

»Gestern sind wir auch zu spät zu den Großeltern gekommen.«

»Nein, so meine ich das nicht.«

»Wie dann?«

Papa, der neben ihr saß, stürzte sich auf sie, um sie zu kitzeln. »Es wird so sein wie bei einem Zug«, sagte er. »Tucktuck-tuck!« Er kitzelte sie am Bauch und dann weiter oben bis zum Hals. Chiara wand sich lachend. »Giovanni wird Schienen brauchen – genau wie ein Zug. Und diese Schienen werden wir sein. Wenn er Verspätung hat – Geduld! Vielleicht sitzt man in diesem Zug ja neben einem schönen blonden Mädchen, das ...« Er deutete runde Formen an.

Mama näherte sich von hinten und gab ihm einen Klaps. Papa lachte, Chiara lachte, und da musste ich auch lachen. Es duftete nach Bolognese-Sauce und nach dem bevorstehenden Winter. Mir gingen tausend Fragen durch den Kopf, während ich ein seltsam warmes Gefühl im Bauch hatte. Ich begriff, dass ich noch nicht alles wusste und noch viel dazulernen würde. Aber ich begriff auch, dass das nicht wichtig war. Wir hielten zusammen, und für den Moment war das alles, was ich wissen musste.

࿐ ࿐

Bald darauf klingelte es eines Nachmittags dreimal bei uns an der Tür. Ich weiß noch, dass ich mit Papa allein zu Hause war. Ich machte gerade Hausaufgaben, während er die Supermarktprospekte durchsah. Wir waren jetzt zu sechst, und da er der Einzige war, der arbeitete, mussten wir beim Einkaufen aufs Geld schauen. Mein Vater hatte sich angewöhnt, die Preise der verschiedenen Supermärkte miteinander zu vergleichen wie andere Börsenkurse, den Goldpreis oder die Kaffeeertragssteigerung in Costa Rica. Er hatte schließlich nicht umsonst Betriebswirtschaft studiert. Auf jeden Fall klingelte es, ich rief: »Ich mach schon auf!«, und rannte zur Tür.

Davor stand ein gelber Lieferwagen, und davor wiederum ein Typ mit Baseballmütze, einen Notizblock in der einen und einen Stift in der anderen Hand.

»Mazz…, Mazzariol?«, fragte er und schaute in seine Unterlagen.

»Ja.«

»Windeln.«

»Wie bitte?«

»Ihre Windeln.«

Ich zuckte zusammen, als hätte mich gerade eine Biene gestochen. »Windeln?«, wiederholte ich im Stillen. »Warten Sie einen Moment!« Ich rannte zurück in die Küche.

»Papa …«

»Was gibt's denn?«

»Windeln.«

»Wie bitte?«

»Draußen steht ein Typ mit einem Lieferwagen, der sagt, dass er Windeln für uns hat.«

»Win… Oh!« Er strahlte. »Stimmt. Das ging aber schnell! Ich hätte nicht gedacht, dass es so bald klappt. Komm, gehen wir.« Er sprang auf und ging hinaus. Papa und der Typ mit der Baseballmütze gaben sich die Hand. Der mit der Mütze gab ihm jede Menge Unterlagen zum Unterschreiben und öffnete die Hecktüren des Lieferwagens. Ich blieb ihm dicht auf den Fersen, um den Moment nicht zu verpassen, und als sich die Türen öffneten, rief ich laut: »Wow! So viele Windeln auf einem Haufen hab ich noch nie gesehen!«

»Und du hast schon sehr viele gesehen?«, erkundigte sich der Typ mit der Baseballmütze.

»Mehr, als Sie sich vorstellen können! Papa …«

»Ja?«

»Sind die für den Kindergarten?« Das fragte ich, weil Papa Verwalter in einem Kindergarten war.

»Nein, die sind für uns.«

Ich brach in lautes Gelächter aus, als hätte er einen Riesenscherz gemacht, merkte aber bald, dass das kein Scherz war. Mein Gelächter verstummte. Ich sah ihn von der Seite an. »Das soll wohl ein Witz sein!«

»Nein.«

»Aber was wollen wir denn damit?«

Papa seufzte. »Ich fürchte, das Windelthema wird bei Giovanni etwas dauern.« Er zeigte auf den Lieferwagen, auf

dessen Seite ein lachendes Baby zu sehen war. »Kauft man die Windeln im Großhandel, kann man viel Geld sparen ...«
Der Typ mit der Baseballmütze beugte sich aus dem Lieferwagen. »Helft ihr mir beim Ausladen?«
Ungefähr eine halbe Stunde liefen wir zwischen Straße und Küche hin und her und stapelten Packung auf Packung. Nachdem der Typ mit der Baseballmütze erschöpft in seinen Wagen gestiegen und davongefahren war, trugen wir sie von der Küche in den Keller – Packung für Packung.
Lange benutzte ich Giovannis Windelpackungen, um daraus Iglus zu bauen.

༺༼༾

Währenddessen wuchs Gio heran. Auf seine Art. In seinem Tempo. Aber er wuchs heran. Und machte viele Fortschritte, zum Beispiel was das Greifen von Gegenständen betraf. Eine gefühlte Ewigkeit gab es für ihn nichts anderes, als nach Gegenständen zu greifen und damit zu werfen. Sonst nichts. Bis dahin war er wirklich miserabel gewesen. Im Greifen von Gegenständen, meine ich. Es fiel ihm schon schwer, den Schnuller oder das Fläschchen zu halten. Aber nachdem er einmal entdeckt hatte, wozu Finger und der gegenüberliegende Daumen gut sind, nämlich dass man damit nach Gegenständen greifen kann, wurde wirklich alles *greif-* und damit auch *werfbar*. Schon sehr bald begriffen wir, dass sich das eine nicht vom anderen trennen ließ: Wenn man etwas greifen konnte, musste man es auch werfen. Von allen werfbaren Gegenständen waren ihm Stofftiere am liebsten – aus dem Geparden war ein fliegender Gepard geworden. Wir hatten allerdings höchstens zehn Stofftiere zu Hause, und angesichts der Tatsache, dass Giovanni etwa zehn Sekunden brauchte, um eines zu greifen und zu werfen, war er mit zehn Stofftieren nur wenige Minuten beschäftigt. Und sehr viel mehr konnten wir ihm leider nicht geben, mit dem er werfen konnte.

Daher sagte ich eines Abends, als wir Käse in unseren Kartoffelbrei rührten:»Wir brauchen mehr Stofftiere. Ich hab das mal ausgerechnet: Wenn wir ihn eine halbe Stunde beschäftigen wollen, brauchen wir hundertachtzig Stofftiere.«

»Und wenn wir ihm alle zu jedem Geburtstag und zu jedem Weihnachten eines schenken, macht das zehn Stofftiere im Jahr. Bis er volljährig ist, dürften wir das geschafft haben«, sagte Chiara.

Papa führte gerade den Löffel zum Mund und erstarrte. »Gar keine so schlechte Idee …«

»Ihm so lange Stofftiere zu schenken, bis er sich rasieren muss?«

»Nein. Neue besorgen.«

»Wie denn?«

»Aus dem Kindergarten. Im Kindergarten gibt es tonnenweise alte Stofftiere. Sie sind im Lager, in Müllsäcken.«

»Fantastisch!«, rief ich.»Überschütten wir ihn mit Stofftieren!«

Gesagt, getan. Wenige Tage später kam Papa mit einem Auto voller Müllsäcke zurück, lauter schwarze Hausmüllsäcke. Er stieg aus, rief uns und bat uns, den Kofferraum zu öffnen. Mit ausgebreiteten Armen, als wartete er auf Applaus, präsentierte er die Säcke, als würden die Stofftiere gleich alle auf Kommando daraus hervorspringen und im Gänsemarsch die Straße entlangmarschieren. Wir trugen sie hinein und stapelten sie im Keller, direkt neben den Windelpackungen. Es gab alles Mögliche – Elefanten, Kaninchen, unförmige Monster und Delfine. Aber vor allem Dinosaurier: die ersten Dinosaurier. Heute gibt es nichts auf der

Welt – weder in der tiefsten Tiefsee noch in den Weiten des Alls –, das Gio so viel bedeutet wie Dinosaurier. Aber das waren die ersten – gut möglich, dass seine Leidenschaft darauf zurückgeht. Ich war traurig, weil mein Gepard irgendwo darunter verschwand. Aber ich fand mich damit ab. So ist nun mal das Leben: Nicht alle Geparden werden alt.

ༀ

Damals jagte eine Entdeckung die nächste. Giovanni war die reinste Überraschungstüte mit lauter unterschiedlichen Bonbons: Bevor man sie nicht alle probiert hat, weiß man nicht, welches das beste ist.

Es kam die Zeit, in der es eine echte Aufgabe war, ihn zum Essen zu bewegen: Wir gaben ihm den Brei mit dem Löffel und er spuckte alles wieder aus. Wir verstanden einfach nicht, warum. Ständig wurden wir mit Giovannis Brei bekleckert, sodass wir uns angewöhnten, eine Schürze anzuziehen, bevor wir ihn fütterten. Nicht, dass wir elegante Klamotten getragen hätten, aber es war eine Frage der Würde: Immer wieder wurden wir von unserer Umgebung darauf aufmerksam gemacht, dass wir Giovannis Brei am Kragen oder an der Schulter hatten.

Komisch war nur, dass ihn bei jeder Mahlzeit nur einer von uns füttern durfte, immer wieder jemand anderes, und das *ohne jede Logik,* wie wir glaubten. Bis wir begriffen, dass sehr wohl eine Logik dahintersteckte: Nur derjenige konnte ihn zum Essen bewegen, von dem er sich füttern lassen *wollte.* Wenn er sich für Papa entschieden hatte, spuckte Giovanni so lange, bis unser Vater sich zum Füttern hinsetzte. War Chiara dran, gelang es ausschließlich ihr, ihn zum Essen zu bringen. Und immer so weiter, bis jeder von uns einmal an die Reihe gekommen war.

Wollten wir ihn zum Einschlafen bringen, stellten wir fest, dass er uns an den Fingern kratzen musste, bis sich kleine Häutchen rund um die Nägel bildeten, mit denen er spielen konnte. Er schaffte es immer wieder, sich wehzutun, sich sogar sehr wehzutun. Doch selbst, wenn er sich den Arm brach, brauchte man ihm nur einen Kuss zu geben, und alles war wieder gut. Er brauchte sehr viel länger als andere Kinder, um laufen zu lernen, aber im Grunde war das nicht so wichtig: Statt zu laufen, krabbelte er. Er war der König der Krabbler und er krabbelte irgendwie seltsam, so wie Mogli mit hochgerecktem Hintern, und war auf diese Art fast schneller als heute.

Und wenn er nicht krabbelte, kroch er über den Boden wie eine Raupe, und auch darin war er sehr schnell.

Wenn wir in die Kirche gingen, setzten wir ihn in eine der ersten Bankreihen, mit seiner Riesenwindel und dem zur Decke gereckten Hintern. Gegen Ende der Messe kam er dann direkt in unsere Arme gekrabbelt, denn wir saßen in der Regel eher hinten. Ein Riesenspaß!

Die Kirche begeisterte ihn, als wäre sie der reinste Vergnügungspark. Nur einmal schaffte er es, stumm still zu sitzen, nämlich auf der Beerdigung von Opa Alfredo. Damals war er zweieinhalb. Noch nie war es vorgekommen, dass er so lange ruhig und konzentriert geblieben war. Opa Alfredo hatte Gio sehr geliebt. Er bestand darauf, ihm in seinem Lehnsessel Geschichten vorzulesen – in der festen Überzeugung, dass Gio sie schon irgendwie verstehen werde. Und als Opa ins Krankenhaus kam, sagte er den Ärzten, sie sollten sein Leben so lange wie möglich verlängern, weil er noch Zeit mit Giovanni verbringen wolle.

Bei Opas Beerdigung blieb Gio die ganze Zeit ruhig.

Stumm und andächtig.

So, als würde ihm jemand eine Geschichte erzählen.

3
ALLE SUPERHELDEN
SCHLAGEN PURZELBÄUME

ls Gio drei Jahre alt war, ging ich in die vierte Klasse, und er kam in den Kindergarten. Nicht in den, in dem Papa arbeitete, sondern in einen anderen. Von zwei Mazzariols auf einem Haufen ist strengstens abzuraten!

An seinem ersten Tag begleiteten wir ihn alle. Wir parkten vor dem Eingang und stiegen aus dem Auto. Auf der Straße und auf den Bürgersteigen wimmelte es nur so von Kindern, die herumrannten, schrien, hinfielen und ihre Eltern umarmten, die sich wiederum mit den Kindergärtnerinnen und anderen Eltern unterhielten.

Ganz im Gegensatz zu uns.

Wir waren so still, als ob wir einen Klippenspringer beobachteten, der kurz davor steht, sich vom höchsten Felsen zu stürzen.

Papa nahm Giovanni auf den Arm und machte ein paar Schritte aufs Tor zu. Dann drehte er sich um. Gio setzte dieses unvergessliche Gesicht auf, das Gesicht eines weisen, erfahrenen Mannes, für den der Kindergarten reiner Pipifax ist, weil er ihn bereits in- und auswendig kennt. Auf Papas Arm betrat Gio gerade die Vorschule, seine erste »Schule«. Und wir waren dabei, sahen zu, wie er groß wurde – es spielte sich direkt vor unseren Augen ab wie ein Sonnenaufgang oder das plötzliche Erblühen einer exotischen Blume. Ich will auch gar nicht verhehlen, dass es sehr bewegend war, ihn hinter dieser Tür verschwinden zu sehen: mit stolzgeschwellter Brust, gelb, rot, grün und blau gekleidet, weil wir beschlossen hatten, dass jeder ihm etwas in seiner Lieblingsfarbe mitgeben würde, damit er wusste, dass er nicht allein war. Giovanni. Ohne Windeln zwar, weil er vor Kurzem aufgehört hatte, sich in die Hose zu machen, aber nach wie vor mit seinen asiatischen Augen, dem flachen Hinterkopf und den orthopädischen Schuhen, deren Zweck ich nicht so recht verstand, weil er sowieso noch nicht laufen konnte.

Es war das erste Mal, dass er einen ganzen Tag fern von seiner Familie verbringen würde.

Von zu Hause hatte er sonst nur »Frosch« mitgenommen. Seinen Stofftierfrosch.

Ich zum Beispiel hatte jahrelang einen imaginären Freund bei mir. Er hieß Bob, war winzig, gerade mal so groß wie ein Grashalm, und schlich sich in verschlossene Zimmer, um Gespräche zu belauschen und meinen Freunden Streiche zu spielen, vor allem Antonio. Von diesem Fantasiefreund hatte ich Giovanni erzählt: Ich hatte ihm erzählt, dass er mir überallhin folgt, auch in die Schule. Wenn er wolle, sei ich bereit, ihn an ihn auszuleihen. Aber er interessierte sich nicht für Fantasiefreunde. Er brauchte eher was Handfestes. Deshalb hatte er beschlossen, dass sein imaginärer und gleichzeitig sehr realer Freund »Frosch«, der Frosch, sein sollte. Und auch, dass er »Frosch«, den Frosch, jeden Tag mit in den Kindergarten nehmen würde. Fall es jemanden interessiert, da seitdem schließlich einige Jahre vergangen sind und Gio jetzt eine weiterführende Schule besucht: Ja, er geht noch heute mit »Frosch« zum Unterricht. Vielleicht ist es auch »Frosch«, der mit Giovanni zum Unterricht geht, wir wissen nicht genau, wie sich die Beziehung zwischen den beiden entwickelt hat.

Ich weiß noch, wie Mama eines Tages nach Hause kam und uns erzählte, dass Gio laut den Kindergärtnerinnen ein Pult und einen Stuhl für »Frosch«, den Frosch, verlangt hatte. Und wenn er auf die Toilette musste, musste »Frosch« auch mit. Es konnte aber durchaus vorkommen, dass *nur* »Frosch« aufs Klo musste, für den Gio freundlicherweise übersetzte, da er unserer Sprache leider nicht mächtig ist. Dabei war Gio damals nicht einmal selbst unserer Sprache mächtig – zumindest wenn man davon ausgeht, dass »butschugege«, das von ihm am häufigsten benutzte Wort, keine Bedeutung hat.

Die Kindergärtnerinnen mussten auch akzeptieren, dass Gio schon eine halbe Stunde vor dem mittäglichen Mensabesuch den Raum verlassen musste, damit er genug Zeit hatte, allein durch den Flur zu robben. Gio hatte es sich nämlich in den Kopf gesetzt, allein in die Mensa zu gehen wie alle anderen auch und nicht am Arm einer Kindergärtnerin. Aber da er noch nicht laufen konnte, gab es keine andere Möglichkeit, als ihm genügend Zeit fürs Hinkriechen und -krabbeln zu geben.

Bis eines Tages Folgendes geschah: Valentina, die Kindergärtnerin, die meinen Bruder begleitete, wenn er sich Richtung Mensa bewegte, hatte die Tür des Vorschulklassenzimmers bereits geöffnet und sagte noch schnell was zu einer Kollegin. Das Ganze dauerte nur eine Sekunde, doch als sie sich umdrehte, war Gio verschwunden. Und das war wirklich ungewöhnlich. Weniger, dass er abhaute, denn das kam häufiger vor. Sondern dass er tatsächlich unauffindbar verschwunden war: Normalerweise kroch oder krabbelte er nur zwei Meter weiter über den Boden. Aber wie hatte er es bitte schön geschafft, sich einfach spurlos in Luft aufzulösen?

Denn Spuren hinterließ er normalerweise jede Menge: Spucke, einen Schuh, ein in Tränen aufgelöstes Kind, an dem er sich festgehalten hatte, woraufhin es gestürzt war, verschiedenste Spielsachen, umgestürzte Kommoden ... Aber diesmal: nichts, *nada, niente*, nicht die geringste Schleimspur im ganzen Flur.

Wie man sich denken kann, stand der gesamte Kindergarten Kopf. Der Vorschulunterricht wurde unterbrochen, Verstärkung wurde angefordert, und das gesamte Personal in die Suche miteinbezogen.

Er musste unbedingt gefunden werden.

Die Kindergärtnerinnen durchsuchten Toiletten, Spinde und Mülltonnen, bis es zur Mittagspause läutete und einige von ihnen die Suche unterbrechen mussten, um die Kinder zum Mittagessen zu begleiten. Die Direktorin wollte gerade zum Hörer greifen und unsere Mutter sowie die Polizei verständigen, als Luca, einer aus der grünen Gruppe, schrie: »He! Da ist er!«

Luca mochte Gio wirklich gern und war schwer beunruhigt über sein Verschwinden – so sehr, dass er die Augen schloss und sich etwas wünschte: Statt Reis sollte Gio auf seinem Teller landen. Und genau so geschah es auch. Gio landete an diesem Tag zwar nicht direkt auf Lucas Teller, aber als die Frau, die das Essen brachte, sich mit dem von einem Tischtuch bedeckten Wagen näherte, schaute unter diesem Tischtuch eine Hand hervor. Luca sah genauer hin und merkte, dass sich Giovanni darunter versteckte.

Folgendes war passiert: Gio war auf den Essenswagen geklettert, der unbeaufsichtigt im Flur herumstand, und so, unbemerkt und ganz ohne Verdacht zu erregen, erst in die Küche und dann in die Mensa gelangt. Fest steht, dass seine Entdeckung eine der größten in der Geschichte des Kindergartens war. Vergleichbar mit der Entdeckung Amerikas durch Kolumbus, mit der von Penicillin durch Fleming oder mit der von Kartoffelchips durch den Koch George Crum, der sich an seinem Chef rächen wollte und die Kartoffeln extra dünn schnitt und übertrieben salzte und so aus Versehen die Chips erfand. Etwas, das Gio schon damals über alles liebte – vielleicht sogar noch mehr als »Frosch«, den Frosch. Und so wurde der Essenswagen zu Giovannis Pendelbus. Normalerweise nahm er den um 11:45 Uhr. Verpasste er ihn, weil sein Bild noch nicht fertig war, nahm er eben den um zwölf.

ॐ

Im zweiten Kindergartenjahr, in dem auch der Essenswagen zum Pendelbus umfunktioniert wurde, geschah es, dass Giovanni begann, verständliche Worte zu sagen, besser zu sprechen und auf sein berüchtigtes »butschugege« zu verzichten. Ich redete mir ein, dass das kein Zufall sein konnte: Bestimmt waren genau in der halben Stunde, in der Gio das Vorschulzimmer früher hatte verlassen müssen, um sich in die Mensa zu begeben, die außergewöhnlichsten Dinge geschehen: Dinge, die Kinder dazu befähigen, sich verständlich auszudrücken.

Was allerdings nicht geschah, war, dass er sich davon überzeugen ließ, an einer Theateraufführung mitzuwirken. Gio hatte eine Riesenangst vor Theateraufführungen – ein wichtiges Fundament jeder Kindergartenpädagogik. Er hatte eine Heidenangst davor, vor allem aber vor dem Publikum, dieser lärmenden, mit Handys und Videokameras bewaffneten Meute aus Eltern, Großeltern und Geschwistern. Niemand konnte ihn dazu bewegen, mit seinen Freunden Lieder zu singen, und wenn er auf der Bühne stand, ergriff er immer irgendwann die Flucht. Dabei richtete er ein Riesen-

chaos an und brachte die Mädchen zum Weinen – zur großen Enttäuschung von Eltern, Großeltern und Geschwistern, weil er so die Aufführung unterbrach, die die gesamte
Gruppe wochenlang einstudiert hatte.

Nur ein einziges Mal gelang es den Kindergärtnerinnen,
ihn zu überzeugen, reglos in der letzten Reihe sitzen zu bleiben. Der Kompromiss, auf den man sich vermutlich geeinigt
hatte, war folgender: Er hatte das Recht, stumm zu bleiben,
und musste nicht singen, wenn er im Gegenzug nicht abhaute. Gio ging noch nicht mal in die erste Klasse und ver-
handelte schon so knallhart wie ein Wallstreetbroker! Er
hatte schon immer einen hervorragenden Geschäftssinn.

Ich weiß noch, wie uns die Kindergärtnerinnen vor dieser
Aufführung beiseitenahmen – meine Eltern, Chiara, Alice
und mich –, um uns einzuschwören. Man muss sich das vorstellen wie eine Art Geheimtreffen, eine Mischung aus Aus-
zeit beim Basketball und Gruppenritualen, bei denen man
sich an den Händen fasst und Parolen und Hymnen brüllt.

»Hören Sie, wir haben eine Ewigkeit gebraucht, um ihn
so weit zu kriegen.« Sie hatten doch tatsächlich Tränen in
den Augen, als sie das sagten. »Also setzen Sie sich jetzt
bitte in die Mitte, gut versteckt zwischen den anderen Zu-
schauern, und begrüßen Sie ihn *auf gar keinen Fall*. Sie
dürfen sich absolut nicht bemerkbar machen, denn sonst
wird er natürlich sofort aufspringen und zu Ihnen rennen.
Und dann kann ihn niemand mehr dazu bewegen, auf seinen
Platz zurückzukehren. Sind wir uns da alle einig?«

Wir nickten feierlich und schworen Geheimhaltung.

»Wir machen uns unsichtbar«, versprach Papa.

Gesagt, getan: Wir setzten uns in die Mitte des Saals,
versteckt in der Menge. Alle bis auf Papa, der damals einen
Bauch hatte, als wäre er im fünften Monat schwanger: Hätte
er sich ebenfalls dort hineingezwängt, wäre er vermutlich

nicht mehr rausgekommen, ohne alle zum Aufstehen zu zwingen. Und dann hätte Gio ihn auf jeden Fall entdeckt. Deshalb sagte er, wir sollten ruhig hierbleiben, während er sich nach hinten oder an die Seite verziehen werde. Wir sahen, wie er sich entfernte – in einem orangefarbenen T-Shirt und in Bermudas. Ich wusste, dass er keine zwei Minuten später mit den Geschwistern der Kindergartenkinder Fangen spielen würde: mit denen, die nichts mit solchen Aufführungen anfangen konnten. Letztlich war er einer von ihnen, denn auch er konnte nicht das Geringste mit bestimmten Inszenierungen anfangen – und damit meine ich diejenigen, die einem die Gesellschaft so oft aufzwingt.

Wie dem auch sei, irgendwann kamen die Kinder durch eine Seitentür herein und verteilten sich auf der Bühne. Gio, der nichts von unseren heimlich getroffenen Abmachungen wusste, setzte sich brav in die letzte Reihe.

Die Aufführung begann. Wir ließen Giovanni nicht aus den Augen und hielten die Luft an, während er seinen Gedanken nachhing oder sich im Saal umsah. Alles lief bestens. Ein Lied nach dem anderen wurde gesungen und wir waren inzwischen beim fünften oder sechsten angelangt, ohne dass es zum kleinsten Zwischenfall gekommen wäre. Bis Gio bei einem Refrain völlig grundlos wie hypnotisiert aufschaute und – obwohl er keine Röntgenbrille trug – durch die Köpfe der Eltern, Großeltern und Geschwister hindurch genau auf mich schaute. Ich hielt mich inzwischen längst für unsichtbar und wurde völlig davon überrumpelt. Er sah mich an, heftete seine venusianischen Augen auf mich ... und da konnte ich einfach nicht widerstehen: Ich hob den Daumen. Mehr nicht. Nur den Daumen. Ich wollte ihn gar nicht begrüßen. Ich wollte ihm bloß Mut machen und sagen: »Alles okay, weiter so, denn das machst du ganz toll.«

Von wegen!

Ich hatte den Daumen noch nicht wieder sinken lassen, da sprang er auch schon auf und rannte auf uns zu. Als ich sah, wie er über die erste Stuhlreihe hinwegkletterte, in der seine Freunde gerade ihr Lied sangen und sich dabei hin- und herwiegten, wie das singende Kinder oft tun – die Hände auf dem Rücken verschränkt und mit entrücktem Unschuldsblick –, als ich also sah, wie er losdonnerte, begriff ich erst, was ich soeben getan hatte.

Gio, der mittlerweile aufgehört hatte, zu kriechen und zu krabbeln, überwand die Sitzenden mit etwas, das sich noch am ehesten als eine Art Purzelbaumwettlauf beschreiben lässt. Die Menge teilte sich, die Leute sprangen auf, Stühle wurden verrückt. Moses, befreit von der Gefangenschaft der Aufführung, rannte auf seine Familie zu. Und während er sich auf uns stürzte und uns umarmte, während wir ihn und uns, peinlich berührt und tief bewegt, ebenfalls umarmten, ertönte auf der Bühne ein feierlicher Gesang.

Aus den Augenwinkeln sah ich, dass uns alle anstarrten. Irgendjemand hörte sogar auf, seine Kinder zu filmen, und richtete die Kamera auf uns. Eine alte Dame fasste sich ans Herz und zückte ein Taschentuch, um ihre Tränen zu trocknen. Ich wäre am liebsten im Erdboden versunken vor Scham. In diesem Moment begriff auch Papa, der nach wie vor hinten im Raum Fangen spielte, was passiert war, und stürzte sich ebenfalls in die Menge, wobei er, falls möglich, sogar noch größere Schäden anrichtete als sein Sohn. Er brach über uns herein wie eine Lawine. Weil ich mich darauf konzentrieren musste, nicht von ihm erdrückt zu werden, konnte ich nicht länger vor Scham im Erdboden versinken und fühlte mich wie befreit.

Die Aufführung war beendet. Gleich nachdem der Applaus eingesetzt hatte, wurden die von Gio inspirierten Kinder von einer Welle der Zuneigung erfasst, rannten auf ihre jeweiligen Eltern zu und umarmten sie, als hätten sie sie seit Jahren nicht mehr gesehen. Und so kam es, dass diese Aufführung unseret- oder, besser gesagt, meinetwegen in einer kollektiven Katharsis endete und kein Auge trocken blieb. Ich glaube, ich werde nie wieder einen Fuß in diesen Kindergarten setzen.

എൻ്റൈ

Nur um eines klarzustellen: Aufführungen vor Publikum waren nicht das Einzige, wovor Gio Angst hatte. Er hatte vor sehr vielen Dingen Angst.

Vor dem Weihnachtsmann zum Beispiel.

Ich weiß, viele werden sich fragen, wie man bloß vorm Weihnachtsmann Angst haben kann. Ich zum Beispiel habe noch als Elf- oder Zwölfjähriger an den Weihnachtsmann geglaubt. Und zwar mit einer solchen Inbrunst, dass ich – hätte ich den an den Weihnachtsmann adressierten Brief in den Händen meiner Mutter entdeckt – eher an der Existenz meiner Mutter als an seiner gezweifelt hätte. Schließlich ist der dicke rote Kerl der Einzige, der einem etwas schenkt, ohne etwas dafür zu verlangen. Der Nikolaus will, dass man sich ordentlich benimmt, denn sonst kommt Knecht Ruprecht mit der Rute. Nicht so der Weihnachtsmann! Der drückt immer ein Auge zu. Einmal hat er mir sogar etwas geschenkt, nachdem ich Andreas Hand mit einem Kuli durchbohrt hatte. Denn obwohl er mein bester Freund war, hatte er mich beim Spicken in Mathe verpetzt (leider zu Recht, aber das ist eine ganz andere Geschichte).

Wir bemerkten Gios Angst vor dem Weihnachtsmann, als uns auffiel, dass er jedes Jahr versuchte, ihn zu ersticken oder zu Fall zu bringen. An Weihnachten fanden wir in der Kaffeetasse auf dem Kaminsims immer einen Zinnsoldaten, eine

Tierfigur oder ein Spielzeugauto. Sie waren absichtlich so versteckt worden, dass man sie nicht sah, denn der Weihnachtsmann sollte sich daran verschlucken und ersticken. Außerdem waren Murmeln und Bälle jeglicher Größenordnung ausgelegt worden – unweit der Fenster oder anderer Öffnungen, durch die der Weihnachtsmann hereinkommen konnte.

Gio hatte viele seltsame Ängste. Die Treppen im Haus waren kein Problem, aber die im Garten schon, von Rolltreppen ganz zu schweigen! Dasselbe galt für die Ausziehleitern, die wir brauchten, um an die oberen Schrankfächer zu gelangen. Setzte man Gio auf einen Tisch, weinte er und warf sich bäuchlings zu Boden, wobei er sich oft sehr wehtat. Stand er dagegen auf einem Tisch, war alles in bester Ordnung. Wenn er im Meer badete, wartete er darauf, dass Papa ihn aus dem Wasser zu seinem Handtuch trug. Dort nahm er Sand und verteilte ihn auf dem gesamten Oberkörper, ja sogar auf dem Kopf – aber darauf laufen? Nein, auf keinen Fall durften seine Füße den Sand berühren. Und dann der Rasen: Er war Gios größter Feind. Vollkommen ausgeschlossen, dass er ihn betrat … außer er musste ein Stofftier einsammeln. In diesem Fall vergaß er seine Angst. Er hasste Publikum, aber wenn er etwas zu sagen hatte, verlangte er ungeteilte Aufmerksamkeit. Dafür hatte er keine der üblichen Ängste vor Dunkelheit, Monstern oder Insekten.

Eher vor kleinen Gegenständen.

Vielleicht versteckte er sie deshalb in der Kaffeetasse des Weihnachtsmanns.

❧❧❧

Fest steht, dass Gio wirklich speziell war. Je älter ich wurde, desto weniger Verständnis hatte ich dafür. Mir war, als wäre ich wieder so klein wie damals, als mir meine Eltern noch alles erklären mussten:

»Warum führen die Leute Krieg?«

»Weil sie sich nicht mehr lieb haben.«

»Und warum haben sie sich nicht mehr lieb?«

»Weil sie Streit haben.«

»Und warum haben sie Streit?«

»Weil sie unterschiedlicher Meinung sind.«

»Und warum sind sie unterschiedlicher Meinung?«

»Weil jeder von uns anders ist.«

»Warum?«

»Weil es sonst langweilig wäre.«

Genau so löcherte ich meine Eltern mit Fragen zu Gio und seinen Problemen. Zu seinen Einschränkungen, die sich genauso wenig leugnen ließen wie das Nutellabrot, das ich manchmal heimlich zwischen den Mahlzeiten aß. Vor allem aber quälte ich mich selbst mit Fragen. Nicht nach dem Warum, diese Frage gehörte inzwischen der Vergangenheit an. Stattdessen machte ich mir eher Gedanken über seine Zukunft. Wenn er sich keine Zahlen merken konnte – wie sollte er dann beim Bäcker bezahlen? Wenn er Jahre gebraucht hatte, um sprechen zu lernen – und das auch mehr schlecht als recht –, wie sollte er da schreiben lernen? Wenn er weder rechnen noch schreiben konnte, würde er je eine Arbeit finden? Ich fragte mich, warum er schon so früh eine Brille brauchte: Kein anderes Kind in seinem Alter trug eine. Ich fragte mich, warum er nie zuhörte, warum er nie etwas verstand.

Doch das Allerschlimmste war, dass er nicht mal Purzelbäume schlagen konnte und es auch niemals lernen würde.

Wegen Gios schwacher Halswirbelsäule, wie mir Mama erklärte.

»Warum hat er eine so schwache Halswirbelsäule?«

»Weil er so geboren ist.«

»Und warum ist er so geboren?«

Sofort sah ich sämtliche Purzelbäume vor mir, die ich je geschlagen hatte, wirklich alle ohne jede Ausnahme. Und alle, die ich mit ihm hatte schlagen wollen.

Auch Alice und Chiara beschwerten sich, dass man mit Gio rein gar nichts anfangen könne. Aber für sie war es nicht so schlimm: Sie wollten schließlich nicht mit Gio kämpfen, aber ich schon, und zwar dringend! Ich konnte schlecht mit Papa weiterkämpfen, der immer bloß die »Hummerschere« machte. Am Anfang macht das noch Spaß, aber hat man erst mal begriffen, dass sie darin besteht, dass er einfach sitzen bleibt und die Beine wie eine Zange öffnet und wieder schließt, wird das Ganze doch sehr vorhersehbar.

Deshalb war diese Nachricht wirklich schlimm für mich. Regelrecht *dramatisch*. Ich war wie vom Donner gerührt. Noch etwas, das ich mit meinem Bruder nicht machen durfte! Die Wii warf er durch die Gegend. Spielzeugautos steckte er sich in den Mund. Stofftiere ebenfalls. Kämpfen durften wir auch nicht. Und Gras machte ihm Angst. »Meine Güte!«, dachte ich. »Alle Superhelden schlagen Purzelbäume. Was soll das bitte für ein Superheld sein?«

Immer öfter zweifelte ich an seinem Superheldenstatus.

Und immer öfter ertappte ich mich bei dem Gedanken, dass mir seine besonderen Fähigkeiten kein bisschen gefielen.

∾∾∾

Eines Herbstnachmittags legte ich eine DVD mit Familienvideos ein. Ich suchte nach ganz bestimmten Aufnahmen, und auf einmal tauchte ich auf dem Bildschirm auf. Ich dürfte so um die drei Jahre alt gewesen sein. Ich stand neben dem Rad, von dem Papa die Stützräder entfernt hatte. Ich umklammerte seinen Lenker, als wäre es eine Harley Davidson. Der zerfurchte Weg ließ das Ganze noch waghalsiger wirken. Der Helm war unterm Kinn festgeschnallt. Papa stand hinter mir, aber nur für den Notfall: Ich wusste bereits, dass ich ihn nicht brauchen würde. Ich hielt mich im Gleichgewicht und trat in die Pedale. Ich bewegte mich vorwärts und fuhr einen Meter, dann noch einen. Ich hörte auf zu treten und geriet ins Schwanken, drohte umzukippen. Doch nein, ich fand erneut das Gleichgewicht. Eine letzte Unsicherheit, dann fuhr ich voller Stolz in den Horizont hinein und weit darüber hinaus. Ich hatte es geschafft! Mit drei Jahren beherrschte ich die Straße, das Fahrradfahren und die Gesetze der Dynamik.

Deshalb hatte Mama das Video gedreht: um diesen Moment festzuhalten.

Ich stand auf und machte den Fernseher aus.

»Hast du das gesehen, Gio?«, fragte ich. »Hast du das gesehen?«

Giovanni lag bäuchlings auf dem Teppich, das Kinn in die Hände gestützt.

»Das ist dein Bruder, da im Fernsehen«, sagte ich. »Verstanden? Ich bin das! Damals war ich ein bisschen jünger als du. Hast du gesehen, wie toll ich war? Ich konnte schon ohne Stützräder fahren. Und du? Wann lernst du endlich, ohne Stützräder zu fahren? Das ist doch ganz leicht, man darf bloß nicht aufhören zu treten. Ich versteh nicht, warum du das nicht schaffst. Aber egal, ich bring es dir schon bei. Für den Anfang führ ich dir noch mal das Video vor, okay?«

Gio schenkte mir einen überheblichen Blick.

Den ich mit brüderlicher Liebe erwiderte.

»Fahrrad fahren ...«, sagte ich. »Ist doch egal, dass du nicht gut sprechen kannst, Gio. Und wen interessiert es schon, ob du zählen kannst. Dafür finden wir schon eine Lösung. Vieles andere ist auch nicht wichtig. Aber Rad fahren – wenigstens das, Gio!«

Meine pädagogischen Bemühungen wurden durch ein Klingeln an der Tür unterbrochen. Ich machte auf. Es war Oma Piera, die uns Bohnen zum Abendessen brachte. Ich spielte das Video, auf dem ich Fahrrad fahren lernte, noch ein paarmal ab, vielleicht auch öfter. Aber höchstens zehn Mal. Irgendjemand hatte mir nämlich erzählt, dass man auch von bloßem Zusehen etwas lernen kann.

Dann kam Mama und sagte, das Essen sei fertig.

෴

Auf den bereits gefüllten Tellern befanden sich Bohnen und Fleisch. Gios Teller war leicht zu erkennen: Seiner war der mit dem klein geschnittenen Essen. An diesem Abend hatte Chiara das übernommen. Seit Gio fast an einem Würstchen erstickt war, wechselten wir Geschwister uns darin ab, alles klein zu schneiden, was er essen sollte. Und das mit einer solchen Sorgfalt, dass jedem Gegenstand, der sich zufällig in der Nähe befand, ebenfalls drohte, klein geschnitten zu werden.

Uns ging wirklich nichts durch die Lappen.

Denn dieser Vorfall durfte sich auf gar keinen Fall wiederholen.

Gio hatte seit jeher große Probleme mit dem Essen. Als er klein war, gab er oft alles, was er zu sich nahm, gleich wieder von sich. Er litt wirklich sehr. Mit der Zeit lernte er, ins Bad zu rennen, den Klodeckel hochzuheben und sich über die Schüssel zu beugen, wenn er sich übergeben musste. Manchmal hatte er auch nur Brechreiz, eilte aber trotzdem davon, kniete sich vor die Schüssel und tat so, als würde er aus der Toilette trinken, bis der Brechreiz verging oder er sich tatsächlich übergeben musste. Wegen dieses Problems war er schon öfter am Magen operiert worden.

ૐૐૐ

Die Sache mit dem Würstchen hatte sich mittags zugetragen. Wir saßen am Tisch – alle bis auf Papa, der arbeiten musste. Chiara schwärmte von einem Schulfreund, Alice hatte mit Ballett begonnen und war ganz begeistert davon und Mama hatte jemanden getroffen, der ihr etwas Lustiges erzählt hatte. Die drei redeten durcheinander, und da ich nichts weiter zu sagen hatte, hörte ich ihnen stumm zu.

Wir waren also ganz mit uns selbst beschäftigt, aber wir konnten Giovanni ja auch schlecht ständig überwachen: Es gab Momente, in denen niemand auf ihn achtete.

Aber eigentlich hätten wir auf ihn achten müssen.

Denn während wir redeten, schnappte sich Gio ein Stück Wurst, das viel zu groß für seine Speiseröhre war. Ein verdammtes Stück Wurst, das irgendwie in seine Reichweite gelangt war und das er sich jetzt in den Mund steckte. Und genau dieses Stück Wurst blieb ihm gefährlich im Hals stecken. Es war wie einer dieser riesigen, verschwitzten Kerle, die sich auf einem Konzert vor einen drängen, sodass man nichts mehr sehen kann und am Ende womöglich kaum noch Luft bekommt, weil man in der Menge feststeckt. Und tatsächlich hörte Gio auf zu atmen.

Ein leises, bedrohliches Pfeifen ließ unsere Köpfe herumschnellen. Giovanni lief bereits blau an. Wir sprangen auf.

Mama schüttelte ihn und schrie verzweifelt, er solle ausspucken, was er da gegessen habe. Ich griff entsetzt zum Telefon, um Papa zu verständigen, während Mama, die bereits alles ausprobiert hatte und nicht mehr weiterwusste, Nelly, eine befreundete Nachbarin, mit dem Handy anrief, damit sie uns in die Notaufnahme fuhr.

Alles wurde dunkel.

Chiara und Alice weinten. Ich erinnere mich noch gut an unsere Panik. Zum ersten Mal begriff ich, was dieses Wort eigentlich bedeutet. Ich weiß noch, wie Mama weinte, Giovanni im Arm. Er atmete nicht mehr, und seine Gesichtsfarbe war so fahl wie die eines Toten. Ich spürte die Gegenwart des Todes: in der Küche, unterm Tisch, im Kühlschrank, im Brot und im Käse, vor allem aber in diesem verdammten Stück Wurst. Der Tod war einfach überall.

Dann kam Nelly, und meine Mutter rannte hinaus. Zum Glück war das Krankenhaus nicht weit weg. Es war sogar ziemlich nah. Ich verstand jetzt auch, warum wir in die Nähe des Krankenhauses gezogen waren. Meine Eltern waren so schlau gewesen, auch das miteinzuplanen.

Keine Ahnung, was dann geschah.

Noch heute kann ich mir kaum vorstellen, was damals in meiner Mutter vorgegangen sein muss. Fest steht, dass nach einer halben Stunde das Telefon klingelte. Sie war dran und sagte, wir könnten beruhigt sein, sie hätten alles wieder im Griff, Giovanni gehe es gut. Man werde ihn noch für ein paar Kontrolluntersuchungen dabehalten, aber er werde sich wieder vollständig erholen. Und genauso war es auch, denn sonst wäre diese Geschichte hier bereits zu Ende.

Trotzdem weiß ich noch, wie dunkel es in dieser halben Stunde bei uns zu Hause geworden war. So als wäre plötzlich alles versteinert. Chiara, Alice und ich waren schweigend zurückgeblieben: Keiner von uns wagte es, auch nur einen Mucks zu machen, so als könnte ein einziges falsches Wort unwiderrufliche Folgen haben. Chiara umklammerte Alice, Alice umklammerte Chiara, und ich klammerte mich an die Heizung. Als ob wir darauf warteten, von einem Orkan umgerissen zu werden. Es war alles so schnell gegangen. Vor diesem Tag hatte ich Stille einfach nur mit Abwesenheit von Lärm gleichgesetzt. Doch Stille ist ein Geräusch und Stille ist nicht immer gleich Stille. In dieser halben Stunde sprach die Stille zu mir: Sie sagte, dass Gio mich brauchte, und zwar *ständig*. In diesem Moment begriff ich, dass ich ohne Gio auch nicht mehr leben wollte. Seine Probleme waren auch meine Probleme. Und meine Probleme? Um die würde ich mich unauffällig selbst kümmern. Für sie würde ich schon irgendeine Lösung finden. Zumindest hoffte ich das.

ლ�ჽ

Von diesem Tag an wollte Gio nicht mehr ins Krankenhaus und entwickelte eine panische Angst vor Ärzten. Aber zu seinem Leben gehören nun mal Krankenhausaufenthalte, sie sind leider unerlässlich. Mama ist die Einzige, die das Chaos aus Unterlagen und Bescheinigungen, die Giovannis Patientenakte bilden, noch durchschaut. Wie sagen wir immer so schön? Bei uns ist Papa der Motor, wir Kinder Räder und Gangschaltung, und Mama das Benzin, während Gio quietschvergnügt auf dem Beifahrersitz thront und Musik hört – seit Neuestem nur noch den Song *Mica Van Gogh* von Caparezza. Ich weiß noch, wie Mama, als Gio noch kleiner war, ständig sagte, sie müsse mit ihm irgendwohin – zum Physiotherapeuten, Musiktherapeuten oder Sprach-Dingsbums. Es waren komplizierte Begriffe, aber alle hörten auf

-euten auf. Immer wenn ich Mama in der Tür rufen hörte: »Ich geh zum Soundso-euten«, wusste ich, dass es was mit Gio zu tun hatte.

Mama würde alles für uns tun.

Mama hat auch auf ihren Uniabschluss verzichtet, obwohl ihr nur noch zwei Prüfungen gefehlt haben – nur um sich um die Familie zu kümmern.

Mama wäscht, bügelt, putzt, räumt auf und kocht. Und wenn wir mal aus der Schule kommen und das Essen nicht fertig auf dem Tisch steht, finden wir auf jeden Fall was im Kühlschrank, im Ofen oder auf dem Herd. Mama ist Unternehmerin. Aber eine, die jeden Tag in uns, die Familie, investiert. Nicht Geld, sondern Zeit: Stunden, Sekunden, Leben. Auch weil im Hause Mazzariol nicht gerade viel Geld da ist, das man investieren könnte.

Aber das haben wir gar nicht bemerkt. Zumindest wir Kinder nicht. Manchmal stelle ich mir vor, wie viele Sorgenwolken im Hirn unserer Eltern gehangen haben müssen. Aber wenn diese Wolken Regen brachten, haben wir nichts davon mitbekommen. Wir haben nie auch nur einen einzigen Tropfen abbekommen.

Denn die haben Mama und Papa stets abgefangen.

∾∽∾

Wie gesagt, Krankenhausaufenthalte sind ein fester Bestandteil in Giovannis Leben. Zum Beispiel muss er einmal im Jahr dorthin, um den Grad seiner Behinderung feststellen zu lassen. Dazu wird er untersucht und befragt, und je nachdem, wie Gio sich verhält, legen die Ärzte das Ausmaß seiner Selbstständigkeit fest und damit auch die staatliche Unterstützung, die ihm zusteht.

In der Praxis heißt das, dass diese Untersuchung der einzige Moment ist, in dem Gio das tun sollte, was er am besten kann: Chaos anrichten.

Einmal war ich auch mit dabei. Der Arzt, bei dem wir den Termin hatten, musste die Pflegestufe und damit auch die Höhe des Pflegegelds bestimmen, was verständlicherweise nicht ganz unwichtig ist. Wir betraten den Untersuchungsraum. Der Arzt begrüßte uns. Ich nahm auf dem Sofa in der Ecke Platz, um nicht zu stören, Mama und Gio direkt vor dem Arzt. Es war wie ein Vorstellungsgespräch, und im Grunde war es das auch. Das Ergebnis dieses Gesprächs würde darüber entscheiden, ob Gio vom Behindertenverband angestellt und ein entsprechendes Gehalt beziehen würde. Mama war die Nervöseste von uns. Sie drückte fest Gios Schulter, so als wäre sie seine Boxtrainerin in der Ecke des Rings.

Der Arzt las sich schweigend die Untersuchungsergebnisse der vorherigen Besuche durch, murmelte etwas vor sich hin und schnitt dabei seltsame Grimassen, aus denen wir schlau zu werden versuchten. Dann hob er den Kopf und sagte: »Gut, nur noch ein paar Fragen.« Er holte zwei Karten hervor, auf denen Abbildungen zu sehen waren. Die erste zeigte Flammen, die zweite einen Ball.

»Wovon musst du dich fernhalten?«, fragte er.

Ich seufzte erleichtert auf. Giovanni liebte Feuer. Sobald er welches sah, kannte er kein Halten mehr und marschierte direkt darauf los.

Gio musterte den Arzt. Und anschließend die Abbildungen. Dann wieder den Arzt und noch mal die Abbildungen. Er kratzte sich am Kinn und dachte nach, streckte den Zeigefinger aus und zeigte ... aufs Feuer.

»Neeeiiiin!«, dachte ich. »Wieso denn das?«

Der Arzt nickte zufrieden. »Gut«, sagte er. »Sehr gut.« Er nahm die Abbildungen weg und holte andere hervor, auf denen menschliche Figuren zu sehen waren: ein Mann und eine Frau.»Bist du Mann oder Frau?«, fragte er.

»Großartig!«, dachte ich, denn das versuchten wir ihm schon seit Jahren vergeblich beizubringen.

Gio musterte den Arzt. Und anschließend die Abbildungen. Dann wieder den Arzt und noch mal die Abbildungen. Er kratzte sich am Kinn und dachte nach, streckte den Zeigefinger aus und zeigte ... auf den Mann. *Hä?* Was war denn da los? Ich wusste, dass er es nicht wirklich verstanden hatte. Er hatte einfach nur gut geraten und auf eine beliebige Abbildung gezeigt, eine andere Erklärung war völlig ausgeschlossen.

Das Lächeln auf dem Gesicht des Arztes wurde immer breiter.»Wie alt bist du?«

Damit waren wir auf der sicheren Seite. Seiner Zählung nach wurde er nicht älter als drei.

Er ließ sieben Finger sehen.

Mama erblasste.»Wirklich?«, sagte sie verblüfft.

»Stimmt das etwa nicht?«, fragte der Arzt.»Ich glaube, das stimmt.« Wieder wühlte er in seinen Unterlagen.

»Nein, nein. Es stimmt. Es ist nur so, dass ...«

Der Arzt holte einen Stift und ein Blatt aus der Schublade. Auf Letzterem befanden sich zwei schwarze Kreise. »Verbinde die beiden Figuren«, sagte er. Wenn man Gio zu Hause ein leeres Blatt gab, tat er alles ... nur nicht zwei Punkte miteinander verbinden. Stattdessen kritzelte er alles voll, bis es chaotischer aussah als nach einer Explosion. Doch jetzt setzte er den Stift beim ersten Kreis an und verband ihn mit dem zweiten – mit einer kerzengeraden Linie, als benutzte er ein Lineal.

Als Nächstes nahm der Arzt zwei Stifte und sagte:»Jetzt nimm den roten und mal das rote Rechteck aus. Dann nimmst du den grünen und malst das grüne Rechteck aus.«

Er gehorchte, als hätte er noch nie etwas anderes getan.

Die Situation wurde immer schlimmer, am Ende begannen der Arzt und Gio sogar, Witze zu reißen, zu lachen und sich gegenseitig anzustupsen: Sie schienen sich blendend zu verstehen. Etwas, das seine Punktzahl in der Kategorie *Beziehungen* erhöhte. Uns fiel die Kinnlade herunter. Mama und ich tauschten verzweifelte Blicke: Je mehr Zeit verging und je mehr Fragen gestellt wurden, desto kleiner wurde unser Scheck.

Bis der Arzt aufschaute und sagte: »Sehen Sie, Signora, meiner Meinung nach braucht Ihr Sohn gar keine finanzielle Unterstützung. Er ist zwar entwicklungsverzögert, aber vollkommen selbstständig. Toll! Sie leisten da hervorragende Arbeit. Weiter so!« Und es war klar, dass er der festen Überzeugung war, uns damit überglücklich zu machen.

4
DER TOD DES MARAT

Es gibt Momente, in denen die Zeit kriecht wie eine Schildkröte. Und andere, in denen sie rast wie ein Gepard und das Leben regelrecht verschlingt. Die ersten beiden Jahre der neuen Schule vergingen wie im Flug: Kaum hatte ich mich an die beige, fleckige Klassenzimmerdecke gewöhnt, ging ich auch schon in die siebte Klasse. Von der Fünften und Sechsten weiß ich nur noch, dass wir die Defelice mal mit einem Blasrohr beschossen haben. Dass sich Andrea Marongiu mit Klebeband an die Heizung gefesselt hat, bis ihn die Monti zwang, die Prüfung mitzuschreiben. Und dass ich mich im Schrank versteckt habe, um unserer Kunstlehrerin Pidello nach fünf Minuten vor die Füße zu springen und laut zu schreien: »Narnia ist wirklich wunderschön!«

Viel mehr ist aber nicht passiert.

Solange man die Tatsache, dass ich meinen Bruder vor meinen Klassenkameraden verheimlicht habe, für unbedeutend hält. Meinen Bruder Giovanni.

Aber nicht nach dem Motto: Wenn du mich nicht danach fragst, binde ich es dir auch nicht auf die Nase. Sondern nach dem Motto: »Und wie viele Geschwister hast du, Giacomo?« – »Zwei.«; »Hast du Geschwister?« – »Klar, ich habe zwei Schwestern.« – »Du Glücklicher!« – »Ja, das kann man wohl sagen!« Genau so.

In diesen beiden Jahren hatte sich mein Verhältnis zu Gio grundlegend geändert. Oder, besser gesagt, weniger unser Verhältnis, sondern das zwischen mir, ihm und der Außenwelt. Noch in der Grundschule hatte ich keine Probleme damit, wenn Gio in mein Revier eindrang – in mein Leben mit meinen Freunden und allem anderen, was sonst noch so von außen an eine Familie herangetragen wird. Doch ab der Unterstufe wurde das zu einem echten Problem. Auf einmal war Gio nicht mehr mein kleiner Bruder mit besonderen Fähigkeiten, sondern ein echter Außerirdischer: Jemand, für dessen Benehmen man sich unglaublich schämt. Jemand, der einem unbegreiflich ist und für den man sich rechtfertigen muss.

In dieser Lebensphase war mein bester Freund Vitto der einzig Gleichaltrige, der von ihm wusste: ein Freund aus Grundschulzeiten, mit dem ich auch noch Kontakt hielt, als wir längst auf verschiedene weiterführende Schulen gingen. Von meinen neuen Klassenkameraden hatte ich es nicht mal Arianna erzählt. Arianna, die vom ersten Tag an eine solch magnetische Anziehungskraft auf mich ausübte wie ein Planet auf die ihn umkreisenden Satelliten: Sie war die Erde und ich war der Mond. Sogar ihr hatte ich ihn verheimlicht – trotz ihrer Blicke, ihres Lächelns und unseres gemeinsamen Musikgeschmacks.

Warum erzählte ich niemandem von ihm?

Vom Verstand her konnte ich das nicht erklären.

Aber vom Bauch her wusste ich, dass … es gefährlich werden konnte.

വ⊗෬

Wie gesagt, auf einmal kam ich in die siebte Klasse. Und dass dieses Jahr anders werden würde als die anderen, merkte ich

73

schon an einem der ersten Schultage, als ich nach dem Unterricht gerade mein Fahrrad losketten wollte und Pierluigi Antonini auf mich zukam, genannt Pisone: *Pi-* von *Pier* und *-sone* von *nasone:* Er trug nämlich einen Riesenzinken im Gesicht, den er zu allem Überfluss auch noch überall hineinstecken musste. Alle hassten Pisone.

Es war September, kurz nach Schulanfang, also der Monat, in dem noch rein gar nichts passiert. Der Monat, der nach wie vor nach Sommer, Strand und Sonnencreme riecht. Wer es jetzt schon wagt, was von Prüfungen zu erzählen, hat es verdient, mit Honig bedeckt an einen Baum gefesselt und den Ameisen zum Fraß vorgeworfen zu werden!

Mit anderen Worten: einer meiner Lieblingsmonate.

Und ausgerechnet an diesem Tag tauchte Pisone auf und verdunkelte die Sonne wie eine Wolke. Ich beugte mich gerade über mein Fahrradschloss, das wie immer klemmte, schaute kurz zum Tor hinüber und sah ihn auf mich zukommen. Ich fragte mich, wohin er wollte: Normalerweise holten ihn seine Eltern mit dem Auto ab, direkt vor der Schultreppe, obwohl sie gerade mal zwei Blocks entfernt wohnten. Er hatte kein Rad, er konnte nicht mal Rad fahren. Keine Sekunde kam ich auf die Idee, er könnte zu mir wollen. Zum einen, weil wir uns kaum kannten, zum anderen, weil ich lieber in einem Tutu vor der ganzen Schule getanzt hätte, als mit ihm zu reden.

Ich hatte Hunger und verfluchte das Schloss. Als er plötzlich neben mir stand und ich zu ihm aufschaute, war ich zunächst einmal vor allem verblüfft. Ich sah mich um, um mich zu versichern, dass uns auch niemand beobachtete. Zum Glück hatten sich meine Freunde bereits zerstreut.

»Hallo, Giacomo«, sagte er mit seiner quäkenden Schleimerstimme.

Mir fiel auf, dass er einen lila-braunen Schal und einen

Wollpulli trug. Ich hatte nur ein T-Shirt an, und selbst darin war mir schon zu heiß. Ich ignorierte ihn.

»Ich muss dir was sagen«, hob er an.

Ich schnaubte, um ihm zu zeigen, dass mich das null interessierte. »Was ist denn, Piso? Ich muss heim, ich hab keine Zeit.«

»Nur ganz kurz«, sagte er. »Es hat was mit deinem Bruder zu tun.«

Ich kniff die Augen zusammen, wischte mir über die Stirn und stand auf, wobei ich den Schlüssel im Fahrradschloss stecken ließ.

»Mit meinem Bruder?«

»Ja.«

»Mit welchem Bruder? Was weißt du über ihn?«

»Ein Vögelchen hat mir was gezwitschert …« Wie ich Leute hasse, die ihre Sätze mit »Ein Vögelchen hat mir was gezwitschert …« einleiten! Diese Vögelchen wussten Dinge, die sie gar nicht hätten wissen dürfen. Am liebsten hätte ich auf diese Vögelchen geschossen, die da durch unsere Schule flatterten. »Ein Vögelchen hat mir gezwitschert, dass dein Bruder krank ist.«

Mir blieb der Mund offen stehen wie bei einem Fisch auf dem Trockenen. Sein Satz war in einer Nanosekunde bis zu mir durchgedrungen, aber ich brauchte eine halbe Minute, um ihn zu verdauen.

»Erstens«, sagte ich, als ich mich wieder einigermaßen gefangen hatte, »ist das keine Krankheit.« Die Worte fielen mir aus dem Mund wie Steine. »Und zweitens geht dich das nicht das Geringste an.«

Pisone zupfte seinen Schal zurecht, setzte ein angestrengtes Lächeln auf und zog die Nase kraus. Mir fiel auf, dass es genau dasselbe Gesicht war, das er aufsetzte, wenn er sich im Unterricht meldete, um zu sagen, dass er selbstverständlich wisse, wann Marat gestorben sei. »Natürlich ist das eine Krankheit, mit Sicherheit sogar!«, fuhr er fort. »Ich habe mich schlau gemacht. Wie du weißt, kann keiner so gut recherchieren wie ich.«

»Du scheinst auch der Beste zu sein, wenn es darum geht, sich in Angelegenheiten einzumischen, die einen nichts angehen.«

»Wie dem auch sei, was für eine Tragödie!«, sprach er weiter, als hätte er mich gar nicht gehört. »Das tut mir wahnsinnig leid.«

»–«

»Vor allem …« – und jetzt setzte er eine ganz zerknirschte Miene auf – »weil diese Leute eine so kurze Lebenserwartung haben. Zumindest habe ich das gelesen …«

Ich staunte ihn an wie einen Schwertschlucker. Seine Worte überrumpelten mich dermaßen, dass ich nicht mal mehr die Kraft hatte, ihm eine reinzuhauen.

»Das wirst du doch wohl wissen, oder? Ich meine, du bist schließlich sein Bruder. Du weißt doch, dass alle, die so sind …« – er fuchtelte mit den Händen – »nur eine kurze Lebenserwartung haben und oft erkranken. Schwer erkranken.«

»…«

»Außerdem wird er nie eine Familie haben und nie allein leben können.« Er sagte das in einem ganz traurigen Tonfall, aber so, dass man nicht wusste, ob er bösartig oder einfach nur unglaublich dumm war. »Na ja, grüß ihn von mir, okay?«

In diesem Moment tätschelte er meinen Arm, drehte sich um und schlurfte zur Straße.

Sekundenlang war ich wie erstarrt. Hatte er das gerade wirklich gesagt? Zitternd vor Wut klammerte ich mich an mein Schloss, das wie durch ein Wunder oder aus purem Mitleid endlich aufging. Am liebsten wäre ich aufs Rad gesprungen, hätte Pisone eingeholt und ihn überfahren. Ich rief mir vor Augen, warum ich das lieber lassen sollte: ein Eintrag ins Klassenbuch, eine schlechte Betragensnote, eine Strafanzeige vonseiten seiner Familie. Scheißegal! Ich schwang mich in den Sattel, stieß mich ab und strampelte wie wild, um ihn einzuholen. Eine Sekunde bevor er in die Gasse hinterm Schultor einbog, erreichte ich ihn ... und wich ihm aus. Ganz bewusst. Dann sauste ich mit quietschenden Reifen davon. Ich hatte ihn kaum gestreift. Er drehte sich kreischend um wie eine Frau, der man den Rock hochgehoben hat, und ich raste nach Hause, ohne mich ein einziges Mal umzudrehen.

Ich missachtete jede Verkehrsregel. Wie durch ein Wunder baute ich keinen Unfall. Vielleicht wollte das Schicksal nicht, dass ich die Kunstschulaufgabe am nächsten Tag verpasste. Oder vielleicht hatte es bereits einen angemessen schweren Unfall für Pisone in petto.

Zu Hause öffnete ich das Gartentor und schob mein Rad in den Fahrradständer. Um ehrlich zu sein, gehörte es nicht mal mir. Ein Kollege meines Vaters hatte es uns geschenkt, weil es ihm zu klein war, dabei war er schon seit mindestens zwanzig Jahren nicht mehr gewachsen: Hatte er zwanzig Jahre gebraucht, um zu kapieren, dass es ihm zu klein war?

Ich ging in die Küche, in der es intensiv nach Basilikum duftete. Basilikum bedeutete Pesto, und Pesto bedeutete Oma Bruna.

»Hey, Oma«, sagte ich, ohne nachzuschauen, ob sie es überhaupt war.

»Hallo, Giacomo, ich hab dir ...«

»... Pesto gemacht, ich weiß. Danke.«

Gleich hinter der Haustür ließ ich meinen Rucksack fallen und hängte meine Jacke an die Garderobe. Das von Papa gebaute Schuhregal war leer, und das bedeutete, dass ich als

Erster nach Hause gekommen war. Ich atmete erleichtert auf: So konnte ich noch ein wenig allein sein, bevor die anderen eintrudelten. Ich ließ das Knallgelb der Küche hinter mir und das warme Grau des Wohnzimmers. Das Zartviolett von Chiaras und das Knallorange von Alices Zimmer sah ich nur flüchtig, bevor ich ins Dunkelblau meines Zimmers eintauchte. Das gehört nur mir. Und Giovanni.

∾∾∾

Ich ging hinein und schloss hinter mir ab.

∾∾∾

Ich schloss mich nur selten in meinem Zimmer ein. Bei uns zu Hause gibt es eigentlich keine abgeschlossenen Türen. Beim letzten Mal hatte ich mich geweigert, zur Klavierstunde zu gehen, weil ich erkannt hatte, dass ich eher der Typ bin, der auf Fender-Stratocaster-Gitarren steht. Während sich meine Eltern immer noch einbildeten, aus mir würde mal einer wie Danny Boodman T. D. Lemon Novecento aus *Die Legende vom Ozeanpianisten* werden – vermutlich, weil sie sich in Chopins *Nocturnes* verliebt hatten.

Ich atmete tief durch, lehnte mich mit dem Rücken gegen die Tür und sah mich um. Mein Zimmer. Meine Welt. Dieses Zimmer und ich bildeten eine untrennbare Einheit. Die dunkelblauen Wände waren von Postern bedeckt: Michael Jordan, Allen Iverson, Jason Williams, Thom Yorke, Steve Jobs, Che Guevara, *Mr. Nobody*, Dave Grohl, Joe Strummer, der Joker. Meine Fantasiewelten auf fünfzig mal siebzig Zentimetern. Der Schrank mit dem ausklappbaren Schreibtisch war von Aufklebern bedeckt. Egal, welches Motiv – ich klebte einfach alles dort drauf. Ich stand auf Symbole, Logos und Schriftzüge. Diese Aufkleber kaufte man nicht, sondern bekam sie irgendwo oder tauschte sie mit Freunden. Sie waren Zeitschriften beigelegt, man bekam sie mit in die Tüte gesteckt, wenn man ein Led-Zeppelin-T-Shirt kaufte, und sie stapelten sich auf den Tischen der Jugendzentren oder lagen im Skatepark aus. Diese Aufkleber standen für Leben, Zeitgeist, Bewegung: Wenn man viele Aufkleber hatte, hieß das, dass man viel unterwegs war und sich gut auskannte. Außerdem kann sich jeder einen weißen Schrank kaufen, wie es ihn tausendfach gibt, doch keiner war so dekoriert wie meiner. Die Aufkleber machten meine Welt unverwechselbar. Ich weiß noch, dass ich ein unstillbares Bedürfnis hatte, (Gebrauchs-)Spuren zu hinterlassen – nur um zu zeigen, dass ich jemand war, dass ich existierte. Ich hatte das Bedürfnis, die Türklinke mit dem Anarchiezeichen zu verzieren, eine psychedelische Version von Jessica Fletcher aus *Mord ist ihr Hobby* aufzuhängen, die mich direkt ansah, und ich hatte das Bedürfnis, auf eine schmelzende Uhr zu blicken oder auf eine Pfeife, die keine Pfeife war.

Damals war ich fest davon überzeugt, dass ich mehr fürs Leben lernte, wenn ich mir das Graffiti-Bild von dem Typen anschaute, der einen Blumenstrauß statt einen Molotow-Cocktail warf, als wenn ich mich mit Petrarca beschäftigte.

Doch das Erste, was einem beim Betreten meines Zimmers ins Auge stach, war meine Stereoanlage, eine Philips 75 Watt mitten auf der Fensterbank, direkt gegenüber der Tür, umrahmt von Unmengen von CDs (fast alles selbst gebrannte) sowie von Büchern wie *In die Wildnis. Allein nach Alaska*, *Don Quijote*, *Gullivers Reisen* und *Siddhartha*.

All das war ich. All das machte mich aus. Ich lehnte weiterhin mit dem Rücken an der Tür und ließ es auf mich wirken.

Dann schweifte mein Blick zur anderen Zimmerhälfte, in

der Giovannis Bett stand. Und in diesem Moment begriff ich etwas, das mir bisher noch gar nie aufgefallen war: Gio ahmte mich nach. Er schnitt Fotos von Tieren aus, brachte Monster-Aufkleber an und sammelte Stofftiere und Malbücher. Er stellte Flummis aus wie ich Basketballpokale, er hatte ein Poster von *Madagascar* aufgehängt und besaß genauso viele Bücher wie ich. Statt *Die Farm der Tiere* hatte er *Tiere auf dem Bauernhof*.

Aber nach dem, was Pisone gesagt hatte, war ich nicht in der Lage, zu sehen, was für Gemeinsamkeiten wir hatten, sondern nur, wie verdammt unterschiedlich wir waren.

Ich legte *Stadium Arcadium* von den Red Hot Chili Peppers auf und warf mich mit Schuhen aufs Bett, die Arme hinter dem Kopf verschränkt und den Blick zur Decke gerichtet, wo Zack de la Rocha, der Sänger von Rage Against the Machine mit seinen wilden Dreads, auf mich zeigte und sein Mikro, aber auch mein Herz umklammert hielt.

Und in diesem Moment, in dem mein Magen nach Nudeln mit Pesto verlangte und mir Pierluigis Riesenzinken noch überdeutlich im Gedächtnis war, schloss ich die Augen und dachte über meinen Bruder nach. Sämtliche Zweifel drangen in mein Bewusstsein, sämtliche Fragen, die ich in den letzten beiden Jahren auf eine ferne Insel verbannt hatte. Oder zumindest aus meinem Zimmer.

Für Gio war es einfach, er verstand das alles nicht. Er saß in seinem Zug, bei geschlossenen Fenstern und zugezogenen Vorhängen – ohne zu wissen, dass die Bäume draußen von Regen gepeitscht wurden.

Er hatte kein Bild von sich.

Ich dagegen schon.

Ich wusste Bescheid. Ich wusste alles.

Nachdem sie zwei Jahre lang durchs Unterholz meines Gewissens gekrochen waren, umzingelten mich nun zahlreiche Fragen: Wie sollte ich mit dem fragilen Gesundheitszustand meines Bruders umgehen? Wie konnte ich glücklich werden, wenn ich gleichzeitig wusste, dass er niemals eine Freundin und vielleicht auch nie Freunde haben würde – Freunde wie meine, denen er sich anvertrauen oder mit denen er streiten konnte. Wie sollte das gehen? Konnte ich es schaffen, mein Leben zu leben *und* auf seine Probleme Rücksicht zu nehmen? Konnte ich es schaffen, ihn aufzumuntern, wenn er irgendwann begreifen würde, wer er wirklich war? Und wie sollte ich mit der Angst umgehen, ihn leiden, ja sterben zu sehen? Pisones Worte waren ein Funke, an dem sich eine ganze Reihe beunruhigender Gedanken entzündet hatten, deren Rauch mir jetzt die Sicht vernebelte.

An diesem Tag begriff ich, dass ich schon viel zu lange vor diesen Fragen davonlief.

Und zwar aus Angst vor den Antworten.

Mein seelisches Gleichgewicht beruhte darauf, dass ich diese Fragen verdrängte und es vorzog, unwissend zu bleiben.

Dass ich nicht nachdachte.

Und diese Welten fein säuberlich voneinander getrennt hielt.

Es gab mein Zimmer. Den Rest des Hauses. Und das Leben außerhalb: die Schule, meine Freunde und meinen Basketballverein.

Jeden Tag floh ich in die Schule oder zum Sport, schnappte mir anschließend mein Rad und tauschte schlagfertige Bemerkungen, Witze und anderen Unsinn mit meinen Freunden aus. Ich radelte so schnell, dass ich einen Zeittunnel schuf, der mich in eine andere Dimension katapultierte, mit ganz anderen Schwerkräften, Geschöpfen und physikalischen Gesetzen.

In diesem Moment klopfte es.

Ich schlug die Augen auf und sah, wie die Türklinke zappelte wie ein Aal. Keine Ahnung, wie lange ich schon so im Nichts dahintrieb.

»Giacomo! Meine Güte, was ist denn? Mach endlich auf!«

Mama.

Ich drückte mitten im Song *Slow Cheetah* (*Langsamer Gepard*) die Pausetaste, und zwar genau in dem Moment, in dem Anthony Kiedis singt: »Slow cheetah come/It's so euphoric/No matter what they say«, ohne zu merken, dass er mir etwas damit sagen wollte. Jenseits der Tür, in nur für Delfine wahrnehmbaren Frequenzen, befahl mir meine Mutter, aufzumachen und rauszukommen. Das Essen war fertig.

છગબ

Ich beschloss, nicht länger zu schweigen, mich meiner Familie zu offenbaren. Doch als ich in die Küche kam – Alice und Chiara hatten die Gabel bereits in der Hand und knabberten Grissini, während Oma Bruna noch am Herd stand –, brachte ich gerade noch »Hört mal, ich muss euch was sagen« raus, als Giovanni, gefolgt von Papa, auch schon wie von der Tarantel gestochen hereinstürmte und mit seinem Begrüßungsritual begann.

Er rannte zu Alice, wobei er Schuhe, Ranzen und Jacke fallen ließ, und zog sie an sich. Sie knuffte ihn, er lachte, und die beiden kuschelten ein wenig, wobei sie einen Satz wiederholten, über den sie sich am Vortag kaputtgelacht hatten. Dann löste er sich von Alice und sprang Chiara in die Arme. Er erzählte ihr, wie gut er in der Schule abgeschnitten habe, und nannte ihr seine Noten. Als Nächstes erreichte er den Herd, an dem unsere Oma stand, die ihn schon begrüßen wollte, seit er in den Raum gekommen war. Sie sahen sich stumm in die Augen und streichelten sich zwei-, dreimal zärtlich, bis Gio fragte: »Was gibt's zu essen, Ooooomaaaa?«, mit diesen lang gezogenen Vokalen, die zu seiner Sprechweise gehörten. Daraufhin sagte Oma »Pastaaaaaa«, um ihn nachzuahmen, und gab ihm einen Klaps auf den Hintern. Ich wurde von Gio ein paarmal in den Bauch geboxt, und es folgte ein gespielter Kampf. Aber ich hatte keine Lust und stieß ihn weg. Er stolperte, fiel zu Boden ... und lachte.

Als ich sah, wie er sich lachend auf dem Boden wälzte, als wäre etwas Urkomisches passiert, begriff ich, dass Gio neben vielen Problemen eine seltene Gabe besaß: Er hatte zu jedem eine ganz eigene Beziehung. Man könnte locker ein ganzes Buch über Gio und jeden, der mit ihm zu tun hatte, schreiben. Und dabei würde eine Saga herauskommen, die noch länger wäre als *Der Herr der Ringe*. Gio erschuf Welten. Jeder von uns beschritt ganz eigene Wege mit ihm. Das Verrückte war, dass er bei jedem anders sein konnte und dabei trotzdem immer nur er selbst blieb. Gio war alles andere als *Mathematik*. Dort muss man, wenn man erst mal verstanden hat, wie's geht, die einzelnen Lösungsschritte einfach nur wiederholen, um zum selben Ergebnis zu gelangen. Nein, er war eher wie Basketball, wo es, wenn man einmal einen Korb geworfen hat, längst nicht ausreicht, dieselben Bewegungen noch mal auszuführen, um den Erfolg zu wiederholen. Ich lernte daraus, dass ich meinen eigenen Weg zu erfolgreichen Korbwürfen finden musste. Und wie das ging, musste ich ganz allein rausbekommen.

Deshalb beschloss ich, gar nichts zu sagen.

Ich hielt mich abseits, bis wir fertig gegessen hatten – ganz in Gedanken versunken und von Pestoduft sowie von den Gesprächen meiner Familie umhüllt.

ᕲᕳᕲ

Wieder in meinem Zimmer, hörte ich *Slow Cheetah* weiter. Es begann die dritte Strophe: »Everyone has / So much to say / They talk talk / Their lives away / Don't even hesitate«, allerdings nicht mehr ganz so laut, weil ich Vitto anrufen wollte.

Vitto war der Typ Freund, mit dem man stundenlang herumalbern, aber auch die Welt auseinandernehmen kann wie einen Motor, um zu verstehen, wie sie funktioniert.

»He, Vitto, wie geht's?«

»Gut, Jack. Alles paletti. Und bei dir?«

»Ich bin über Flaschenzüge ausgefragt worden. Die reinste Katastrophe! Was zum Teufel ist ein Flaschenzug?«

»Das wird was mit Zügen zu tun haben.«

»Vielleicht auch mit Flaschen ...«

»Ein Zug voller Flaschen.«

»Was soll der Scheiß?«

»Vergiss es! Das ist genauso überflüssig wie Wurzelziehen.«

»Hauptsache, man lässt sich nicht ohne Hausaufgaben erwischen.«

»Oder dabei, wie man den Mädels das Pausenbrot klaut.«

»Nicht für die Schule, sondern fürs Leben lernen wir ...«

»Ja.«

»Hör mal«, sagte ich. »Hast du Lust, eine Runde mit dem Rad zu drehen?«

»Wohin denn?«

»Einfach so. Ich will nicht mehr denken müssen.«

»Du kannst denken?«, sagte er mit gespieltem Erstaunen.

»Ich hol dich ab«, erwiderte ich nur.

»Bis gleich.«

Ich legte auf und ging in die Küche. »Ich hau ab«, sagte ich zu meiner Familie, die noch um den Küchentisch saß und sich über irgendwas unterhielt.

»Wohin gehst du?«

»Zu Vitto. Rad fahren.«

»Und was ist mit den Hausaufgaben?«

»Schon erledigt.«

»Wann denn?«

»In der Schule. Die von Kunst war krank.«

»Wer war krank?«, fragte Papa, dabei hatte er mich ganz genau verstanden.

»Die Kunstlehrerin.«

»Wann kommst du wieder?«

»Danach.«

»Ach, tatsächlich?« Papa riss die Augen auf. »Im Ernst? Und vorher schaffst du es nicht?«

Ich schüttelte nur den Kopf und ging hinaus in den Hof, um mein Rad zu holen.

Vitto wartete vor seinem Reihenhaus auf mich, sein schwarzes Rad lehnte an einem Laternenmast. Wir redeten und redeten, bis wir uns nach einer Stunde am anderen Ende der Stadt befanden – was in Castelfranco allerdings nicht besonders weit ist. Es tat gut, einfach so herumzudüsen, ganz ohne Ziel. Wenn man einfach so herumfährt, ohne zu wissen, wohin, kann man sich auch nicht verfahren. Wir unterhielten uns gelangweilt über die Brüste von Martina, einer Klassenkameradin Vittos, die plötzlich einen Riesenbusen bekommen hatte. Über die seltsamen Übereinstimmungen zwischen der Niederlage der Golden State Warriors und unserem letzten Basketballwettkampf. Über eine neue Platte, die mir Tante Fede geliehen hatte. Und über die absurden Fragen, die manche Leute auf Yahoo!Answers stellen.

Anschließend gingen wir zu ihm nach Hause. Seine Mutter bereitete uns einen kleinen Snack und wir spielten eine FIFA-Partie Sassuolo–Frosinone auf der Playstation. Ich erzielte wie immer mit Catellani und Noselli meine ersten

Tore, er mit Santoruvo und Stellone. Nach der ersten Halbzeit und einem aufsehenerregenden Pfostenschuss von Catellani fragte ich ihn über Pisone aus. »Vitto, du kennst doch Pierluigi Antonini, oder?«

»Wen? Pisone?«

»Genau den.«

»Und ob! Der wohnt ganz in der Nähe von meiner Oma.«

»Der redet Müll, oder? Kaum macht er den Mund auf, scheint er immer alles zu wissen.«

»Der weiß auch alles. Der gehört in die Klapse!«

»Er hat mir nämlich was über Gio erzählt.«

»Was denn?«

Ich wollte ihm gerade das mit der Krankheit und der kurzen Lebenserwartung erzählen, als das Tor von Catellani fiel. Da musste ich jubeln, das ging einfach nicht anders: ein fantastisches Tor in die Ecke, von außerhalb des Strafraums geschossen, eines von denen, die einem die Sprache verschlagen und sie auf einen feurigen Wortschwall aus Vokalen und Konsonanten reduzieren. Ich riss mir das T-Shirt vom Leib und drehte drei Runden ums Sofa.

Als ich mich wieder setzte und der Ball wieder im Mittelkreis lag, sagte Vitto: »Und?«

»Was und?«

»Was hat Pisone gesagt?«

Ich zuckte mit den Schultern. »Nichts. Bloß Scheiß.«

»Tja«, sagte er und wehrte eine Flanke von mir in die Strafraummitte mit einem Kopfball ab. »Was anderes kriegt man aus dem auch nicht raus.«

✢

Die nächsten zwei Monate waren seltsam. Äußerst seltsam.

⣾⣿⣽

Es war, als würde ich im Taucheranzug Fußball spielen: einen Baseballhandschuh an der einen und einen Eishockeyschläger in der anderen Hand, dazu noch Rollschuhe an den Füßen. Zwei Monate lang verstand ich nicht das Geringste. Ich fühlte mich wie einer von diesen Weihnachtsgeschenkkörben mit einem Durcheinander aus Wein, Mandeln, Panettone und Crostini. Meine Laune änderte sich jeden Tag. Auch mehrmals am Tag. Damals war Tante Fede mein einziger Halt.

Federica ist Mamas einzige Schwester, die damals noch Bass bei Northpole spielte – einer Band, die für mich fast genauso wichtig war wie Nirvana. Fede war also so etwas wie ein Idol für mich. Sie lebte förmlich von Schwingungen, Frequenzen und Vibrationen und ernährte sich ausschließlich von Rock 'n' Roll – und zwar zwischen den Brücken von Venedig, wo sie arbeitete. Sie las das Magazin *NME* und duschte abends zu Country- und Folkmusic. Sie lebte mit Onkel Paolo zusammen, dem Sänger von Northpole. Sie waren nicht verheiratet, weil sie das überflüssig fanden: Sie brauchten keine höhere Instanz, die ihre Liebe absegnete.

Sie wohnten zur Miete in dem Haus, in dem wir vorher gewohnt hatten, das Haus Mazzariol, bevor Giovanni zur Welt gekommen war. Jetzt war es erfüllt von Gegenkultur, Patschuli-Räucherstäbchen und indischen Dekoobjekten: Buddhastatuen und so. Ihre vier Wände umschlossen Indien, Nepal, Tibet und Westchina. Während mir Onkel Paolo die Akkorde von *Stairway to Heaven* auf der Gitarre beibrachte, sah ich mich um und staunte, wie sich ein Ort so verändern kann.

Immer wenn sie uns besuchte, brachte mir Fede eine neue CD mit.

»Und, Tante Fede, was hast du heute für mich dabei?«

»Neil Young.« Sie legte die CD vor mir auf den Schreibtisch.

»Lieblingstrack?«

»Nummer eins, *Hey Hey My My* ...« Sie zwinkerte mir zu.

»Laufen da gerade The Smiths?«

»Ja.«

»Und die hörst du beim Hausaufgabenmachen?«

»Ja, wieso? Ist das verboten?«

»Und ob das verboten ist! Die Smiths muss man verdammt noch mal genießen! Die sind nicht irgendeine zuckrige Limo, sondern ein Glas Prosecco, das man sich richtig auf der Zunge zergehen lassen muss. Und dazu muss man sich Zeit nehmen und in der richtigen seelischen Verfassung sein. *Hand in Glove* zum Beispiel: Achte mal auf den Text ...«

»Okay, Fede.«

»Hast du das verstanden?«

»Ja.«

»Und die hier nehm ich wieder mit?«

»Welche denn?«

Sie zog die Doors und Depeche Mode aus dem Stapel.

»Ja.«

»Und?«

»Der Wahnsinn!«

Nachdem wir eine Weile im Schneidersitz auf meinem Bett gesessen hatten, stand Fede auf und unterhielt sich mit Chiara und Alice, mit jeder über ein anderes Thema.

Meine Wochen wurden von den CDs geprägt, die sie mir mitbrachte. Ich brauchte die Musik, um aus dem Gefühlssee, in dem ich trieb, bestimmte Emotionen herauszufischen.

Mit einem Netz fängt man Karpfen. Mit der Angel Forellen. Mit der Harpune Brassen. Mit Würmern Doraden. Und mit Plastikfliegen Hechte und Thunfische. Dementsprechend waren die Smiths Köder für Melancholie. Mit den Sex Pistols kamen Wut und Zweifel zum Vorschein, und wenn ich die Beatles auflegte, wurde ich von plötzlichen Heiterkeitswellen aufs offene Meer gezogen.

Ich war dreizehn und wie eine Schallplatte ohne Rillen, die nur darauf wartete, von der Welt gepresst zu werden.

ತನ⁀ನ

Bald darauf erfuhren wir, dass die Pidello, unsere Kunstlehrerin, länger ausfallen und ein Aushilfslehrer einspringen würde. Es kam einer von diesen Typen, die unbedingt einen auf Kumpel machen müssen. Einer von diesen »Ich bin nicht dein Lehrer, sondern dein bester Freund«-Typen. Mit einer endlosen Vorstellungsrunde wollte er uns das Gefühl geben, ernst genommen zu werden. Ich ging jetzt in die achte Klasse und kannte sie alle: Lorenzo, das Fußballgenie. Matteo, der ein noch besseres Englisch sprach als die in Oxford. Und Elisa, die Gedichte schrieb. Ich kannte sie alle und war genervt. Ich beschloss, ein Stündchen zu schlafen. Bis uns der Aushilfslehrer bat, auch unsere Lieblingsband zu nennen.

»Aha!«, dachte ich. »Interessant.«

Ich erfuhr, dass Laura Mozart hörte und Jacopo Hip-Hop. Mein Schwarm Arianna hörte Mumford & Sons. Ich hätte sie vom Fleck weg geheiratet. Die meisten standen auf irgendein kommerzielles Zeug, auf Leute, die ich sofort wegschaltete, wenn ich sie aus Versehen im Radio hörte, als wären sie eine ansteckende Krankheit.

»Ich bin Giulio, ich höre die Black Eyed Peas, spiele Fußball, bin vor zwei Jahren hierhergezogen und lese Krimis. Ich geh gern Skifahren und …« – gleich war ich dran – »… das war's eigentlich.« Er setzte sich.

»Danke, Giulio. Wer ist der Nächste?«

Ich stand auf.

»Hallo«, sagte ich. »Ich bin Giacomo. Giacomo Mazzariol. Ich spiele Basketball, obwohl ich nicht groß bin. Ich gehe gern ins Kino und höre …« In diesem Augenblick war ich doch tatsächlich kurz davor, eine endlose Liste mit Namen aufzuzählen. Zum ersten Mal hatte ich Gelegenheit, meine musikalische Bildung zu beweisen, mit der nicht einmal ein Journalist des *Rolling Stone* mithalten konnte. Aber ich hatte den Mund kaum aufgemacht, als ich irgendwie blockiert war. In diesem Moment hätte ich alles sagen können. Niemand wusste, dass Rou Reynolds von den Enter Shikari mein Lieblingssänger war oder dass ich mit dem Foto meines Großvaters auf dem Nachttisch einschlief. Niemand wusste auch nur das Geringste über mich. Da hörte ich mich sagen: »Und ich höre gerne Taio Cruz.«

Ich setzte mich wieder.

»Danke, Giacomo. Fantastisch!«, rief der Aushilfslehrer mit übertriebener Begeisterung. Kurz befürchtete ich, er werde die Klasse bitten, laut zu applaudieren.

An dem, was ich gesagt hatte, war rein gar nichts fantastisch. Taio Cruz? Hatte ich tatsächlich Taio Cruz gesagt? Der war wirklich das Allerletzte mit seinen Hits *Break Your Heart* und *Hangover* – die zwei armseligsten Songs der gesamten Musikgeschichte. Warum hatte ich bloß Taio Cruz gesagt? Warum hatte ich nicht die Wahrheit gesagt? Warum hörte ich nicht endlich auf, mich zu verstecken?

Die Vorstellungsrunde ging weiter. Danach verabschiedete sich der Aushilfslehrer zufrieden, mit jeder Menge Notizen über uns, die er in sein Moleskine-Büchlein gekritzelt hatte. »Wozu nur?«, fragte ich mich. Schließlich würde er in zwei Wochen sowieso wieder weg sein.

Die Pausenglocke ging, und alle rannten nach draußen: Es gab immer einen, der unbedingt als Erster unten im Hof sein wollte. Ich dagegen blieb, wo ich war, klebte förmlich an meinem Stuhl. Ich hatte keinen Hunger. Ich hatte keine Lust rauszugehen. Sogar das Sonnenlicht, das durch die Fenster fiel, störte mich: Am liebsten wäre mir gewesen, jemand hätte es verdunkelt. Ich blieb sitzen, den Blick auf die Tafel gerichtet. Dort stand: *1793, Der Tod des Marat*, doch ich nahm es kaum wahr. Konnte ich nicht über mich erzählen, was ich wollte? Wenn ich in der Lage war, zu behaupten, mein Lieblingssänger sei Taio Cruz, konnte ich auch alles andere erfinden. Das galt auch für Gio. Ich konnte so tun, als gäbe es ihn gar nicht, und meine Welten auch weiterhin fein säuberlich voneinander trennen: mein Zimmer, unser Haus, die Schule. Ich konnte so tun, als bräuchte ich keine Antworten, und alle Fragen verdrängen.

Ich bekam gar nicht mit, dass die Pause zu Ende war. Ich bekam weder mit, dass meine Klassenkameraden zurückkehrten, noch, was anschließend unterrichtet und aufgegeben wurde. Ich bekam gar nichts mehr mit. Als das Ende des Schultags eingeläutet wurde, stand ich wie ferngesteuert auf, verstaute meine Bücher und das Federmäppchen, die den ganzen Vormittag unbenutzt auf meinem Pult gelegen hatten, im Rucksack und brach auf. Ich war gerade im Flur, als ich von einer Hand auf meiner Schulter gezwungen wurde, mich umzudrehen.

Es war Arianna. Mir blieb das Herz stehen.

»Jack …«

»Ja?«

»Darf ich dich mal was fragen?«

Ich nickte wortlos.

»Taio Cruz ist gar nicht dein Lieblingssänger.« Ihr Blick irrlichterte von meiner Stirn bis zum Kinn, von meinen Wangen bis zur Nase, so als suchte sie die rote Stecknadel auf einem U-Bahn-Plan: SIE BEFINDEN SICH HIER.

»Nein«, sagte ich. Und merkte, dass ich das völlig emotionslos gesagt hatte – ohne jede Scham, aber auch ohne jede Ironie.

»Und?« Sie runzelte fragend die Stirn, wartete darauf, dass ich weitersprach, mich rechtfertigte. Aber ich hatte dem nichts hinzuzufügen.

Wenn es Worte gab, die in der Lage waren, mein Verhalten zu erklären, kannte ich sie nicht. Wenn es Gedankengänge gab, die in der Lage waren, mich über mich selbst aufzuklären, war ich nicht dazu imstande, sie zu denken. Und wenn es irgendwelches Werkzeug gab, mit dem sich mein Gefühlschaos reparieren ließ, war es in meiner Werkzeugkiste nicht vorhanden.

Arianna wartete kurz, doch als ich nichts sagte, ging sie ein winziges Stück nach rechts und ließ sich vom Strom aus Anoraks, Rempeleien und Gelächter in Richtung Ausgang tragen. Ich blieb, wo ich war, verlegen und wie zu Stein erstarrt.

5
AUCH WIR SIND FLIEGENDE FISCHE

Ich verbrachte einen unruhigen Winter, aber Unruhe bedeutet oft auch Wandel, Weiterentwicklung, und so ging ich mit großer Neugier ins neue Jahr und mit dem großen Bedürfnis nach einer Veränderung, die meinen Alltag gehörig durcheinanderwirbeln würde.

Damals lernte ich auch Brune und Scar kennen, bei einer Party im Jugendzentrum, die organisiert wurde, um lokalen Bands eine Auftrittsmöglichkeit zu bieten. Wenn jede Band zehn Freunde mitbringt, kommen doch einige Leute zusammen, sodass man fast das Gefühl hat, auf einem echten Konzert zu sein. Die beiden waren ein Duo, Brune & Scar: zwei Gitarren, zwei Stimmen. Sie waren anders als andere, spielten keine aktuellen Hits, rappten nicht und spuckten auch nicht in ihre Mikrofone. Während im Saal noch gemurmelt wurde, spielten sie *The Passenger* von Iggy Pop, *Starman* von David Bowie und zogen *Blowin' in the Wind* aus dem Hut – allerdings deutlich rockiger als bei Bob Dylan. Sie waren ein Jahr älter als ich, und nicht so sehr, *wie* sie spielten, sondern *was* sie spielten, sagte mir, dass wir gute Freunde werden könnten. Ich hatte tatsächlich die seltsame Angewohnheit, mir meine Freunde nach dem Musikgeschmack auszusuchen. Passte der nicht, fand ich sofort einen Grund, auf Abstand zu gehen.

»Was hörst du so für Musik?«

»Rihanna.«

»Entschuldige, aber ich muss noch dringend Schlaf von der letztjährigen Klassenfahrt nachholen.«

»Taio Cruz.«

»Tut mir leid, aber ich muss gleich weg, in zehn Minuten ist das Mindesthaltbarkeitsdatum meines Joghurts abgelaufen.«

Nun, auch ich hatte so meine Vorurteile, und für mich war Musik dermaßen wichtig, dass alles andere dagegen verblasste. Für mich waren Mädchen, die Rihanna oder Taio Cruz hörten, alle gleich, nämlich oberflächliche Frühaufsteherinnen, Katzenfans und Veganerinnen.

Sprich: Ich sah mir nicht das Bild an, sondern nur die Erklärungstafel.

Doch mit Brune und Scar lag ich auf einer Wellenlänge. An diesem Tag redeten wir über unsere Lieblingsgruppen, diskutierten darüber, ob der beste Song von System of a Down *Toxicity* ist oder ein anderer, und waren uns darin einig, dass Leute wie Bob Marley nicht mehr geboren werden.

Brune, der eigentlich Pietro hieß, erzählte, er habe diesen Spitznamen bekommen, als er mit vier ein Glas Brunello di Montalcino hinunterstürzte, weil er es mit Cola verwechselt hatte. Scar, der eigentlich Leonardo hieß, erklärte, sein Spitzname komme von der angeblichen Ähnlichkeit zwischen ihm und einer Figur aus *Der König der Löwen*.

»Und du? Hast du keinen Spitznamen?«, fragte Brune.

»Jack«, erwiderte ich.

»Von Jack the Ripper, oder wie?«

»Ich halte mich da eher an Jack White.«

»Verstehe.«

Eines Tages – es dürfte so im Februar gewesen sein, als wir

uns bereits seit einigen Monaten regelmäßig trafen – drehten wir eine Runde mit dem Rad, nur leider waren die Temperaturen dafür alles andere als ideal. Da ich wusste, dass bei mir sturmfreie Bude war, schlug ich vor, uns bei mir in den Keller zu verziehen und dort Musik zu machen.

Damit bei mir sturmfreie Bude und wirklich niemand sonst zu Hause war, musste es zu einer Verkettung höchst ungewöhnlicher Umstände kommen: mein Vater in der Arbeit, Mama mit Giovanni bei irgendeinem Arzt, Chiara und Alice bei Freundinnen, im Ballett oder beim Schwimmen. Ach so, und ich durfte natürlich nicht gerade Basketballtraining oder andere Verpflichtungen haben, denn dann hätte mir die sturmfreie Bude auch nichts genutzt. Aber mittwochnachmittags kam diese schicksalshafte Konstellation manchmal vor, sprich, ich hatte ausnahmsweise nichts zu tun, während der Rest der Familie ausgeflogen war. Und dieser Tag war genau so ein Mittwochnachmittag.

»Na, was meint ihr?«

»Was für Instrumente hast du denn?«, wollte Brune wissen.

»Zwei Gitarren«, sagte ich. »Eine elektrische und eine akustische. Und ein Keyboard.«

»Das ist ja großartig!«

»Spielst du Keyboard?«

»Sagen wir mal so: Ich hau einfach in die Tasten.«

»Worauf warten wir noch?«, rief Scar, hauchte gegen seine Hände und rieb sie, um sie zu wärmen. »Am besten legen wir los, bevor mir hier noch die Finger abfrieren, denn wenn ich mit einem Armstumpf spielen muss, wird sich das definitiv schrecklich anhören.«

Unter einem stahlgrauen Himmel traten wir wie verrückt in die Pedale, bis wir den Viale dei Castagni erreichten, in dem ich trotz seines Namens übrigens noch nie Kastanien gesehen hatte. Es war das erste Mal, dass ich Brune und Scar zu mir nach Hause einlud. Ich öffnete das Gartentor und zeigte auf den Teil des Hofs, in dem wir normalerweise unsere Räder abstellten.

»Du hast einen Basketballkorb!«, rief Brune. »Das ist ja cool! Spiel mir mal den Ball zu.«

Ich fand ihn unter einem Busch und warf ihm das Ding zu. Er gab vor, sich gegen einen imaginären Gegner verteidigen zu müssen, und wirbelte um die eigene Achse, um ihn zu überrumpeln. Er sprang hoch und versuchte einen Korbwurf, als ich hörte, wie jemand von der Haustür her meinen Namen rief.

»Giacomo!«

Ich drehte mich um. Meine Mutter.

»Was machst du denn hier?«, fragte ich.

Sie sah sich um. »Meinst du mich? Ich wohne hier.«

»Wolltest du nicht zum Arzt, zusammen mit ...« In diesem Moment begriff ich, dass ich Brune und Scar nur zu mir eingeladen hatte, weil ich mir sicher gewesen war, dort niemanden anzutreffen – und schon gar nicht Gio. Ich beendete meinen Satz nicht, schaute, ob Brune und Scar noch auf den Korb zielten, und ging zu meiner Mutter. »Wolltest du nicht mit Gio weg?«, flüsterte ich.

»Doch, aber er hat leichtes Fieber, und es kann sein, dass wir ewig warten müssen, bis wir die Unterlagen bekommen. Gio ist in seinem Zimmer und spielt vor sich hin. Deine Freunde und du bleiben doch hoffentlich ein bisschen?«

»Nein, wir ... Das heißt, wir wollten eigentlich ... Aber ich möchte nicht, dass ...«

»Guten Tag.« Brune und Scar traten zu uns, den Ball unterm Arm.

»Hallo, Jungs. Ich glaube, euch habe ich hier noch nie gesehen. Wie heißt ihr denn?«

»Pietro, aber alle nennen mich Brune.«

»Leonardo, aber alle nennen mich Scar.«

»Ich bin Katia. Hier nennen mich alle Mama, zumindest wenn sie sich direkt an mich wenden. Untereinander benutzen sie wahrscheinlich noch andere Namen, aber da bin ich mir nicht ganz sicher. Im Kühlschrank sind Getränke, wenn ihr wollt, könnt ihr euch Toasts machen. Bleibt ihr noch ein bisschen?«

»Klar«, sagte Scar.

»Das ist ja fantastisch«, erwiderte Brune. »Danke!«

Ich kaute bereits Nägel. Insgeheim flehte ich meine Mutter an, Giovanni bloß nicht zu erwähnen. Zum Glück verzichtete sie darauf, zog ihren Mantel an und verschwand. Wir gingen zu dritt in die Küche und redeten über Basketball. Ich schenkte Cola ein und machte Toasts. Nachdem ich sie in den Toaster gesteckt hatte, behauptete ich, aufs Klo zu müssen, und bat die anderen, nach den Toasts zu sehen. Dann rannte ich in den ersten Stock und drückte die Klinke zu unserem Zimmer herunter wie ein Dieb. Langsam ging die Tür auf. Durch den Spalt sah ich, dass Gio mit dem Rücken zu mir im Bett lag und in einem Buch blätterte. Ich betrat das Zimmer und schlich auf Zehenspitzen näher. Es war ein Buch über Dinosaurier.

In diesem Moment bemerkte er mich und drehte den Kopf. »Jack!«

»He, Gio. Was machst du da?«

»Ich lese.«

»Super, echt toll …« Ich kratzte mich an der Wange. »Hör mal, Mama ist weg, und ich … ich muss was Wichtiges erledigen. Für die Schule. Und zwar im Keller. Allein, verstanden? Du musst also in deinem Zimmer bleiben, okay? Und ganz leise sein. Am besten, du liest einfach weiter und …« – aus dem Augenwinkel entdeckte ich das iPad auf der Fensterbank – »… und hörst Musik. Wenn du willst, leih ich dir meine guten Kopfhörer.«

»Die guten Kopfhörer!«, rief Gio, als hätte ich ihn gerade auf eine Weltreise eingeladen.

Ich nahm meine Kopfhörer, setzte sie ihm auf und startete irgendeine Playlist. Musik und ein Dinosaurierbuch waren eine unschlagbare Kombination, die ihn stundenlang beschäftigen konnte. Insofern bestand Grund zur Hoffnung, dass er sich bis zum Abendessen nicht blicken ließ. Ich holte andere Dinosaurierbücher und legte sie auf seinen Nachttisch.

Dann trat ich den Rückzug an und beobachtete ihn heimlich. Er wirkte ein wenig gedämpft wegen des Fiebers, war aber fröhlich wie immer und lag bequem auf dem Bauch. Er wippte mit dem Kopf zur Musik, während er mit den Fingern auf das Buch trommelte und sich in dessen Abbildungen vertiefte.

Ein Geheimnis – genau das war Giovanni für mich. Eines von vielen. Wie das Poster des fast barbusigen Mädchens hinter dem von John Lennon. Wie *Der Fänger im Roggen* voller Schimpfwörter, den ich in der zweiten Schublade versteckte. Wie die CD von Megadeath, die Mama hasste und die ich in eine Hülle von Velvet Underground gelegt hatte.

Rückwärts verließ ich das Zimmer wie einen Tempel, und während ich die Tür anlehnte, sah ich Gio im Türspalt verschwinden. Ich versuchte, mich zu entschuldigen, indem ich ganz fest »Tut mir leid« dachte, mich im Flur kurz an die Wand lehnte und die Augen schloss. Was zum Teufel machte ich da gerade? Mama sagt immer, einen Bruder lieben heißt nicht, sich auszusuchen, wen man liebt, sondern jemanden neben sich zu haben, den man sich nicht ausgesucht hat, und ihn trotzdem zu lieben. Man muss sich also für die Liebe entscheiden und nicht für die Person, die man lieben will.

Aber ich konnte das einfach nicht. Ganz einfach, weil ich selbst geliebt werden wollte. Und zwar in erster Linie von meinen Freunden, meinen Kumpels. Wenn die etwas von Gio erführen, so meine Befürchtung, würden sie schnell das Interesse an mir verlieren und mich nicht mehr zu schätzen wissen.

Giovanni lieben und geliebt werden:

In diesem Moment fühlte sich das an, als müsste ich mit einer AK-47 in der Hand für den Frieden kämpfen.

Ich kehrte in die Küche zurück.

»Wo hast du bloß gesteckt?«, fragte Brune und biss in sein Toast.

»Nichts, ich hab nur …«

»Giacomo, was ist denn das?«

Scars Stimme drang aus dem Nebenzimmer.

»Was machst du bitte schön in der Waschküche?« Ich ging zu ihm.

»Ich hab das Klo gesucht. Was ist das für ein Rohr?«

Das Rohr, von dem Scar sprach, war eine der verrückten Ideen meines Vaters. Es war groß genug, dass ein Kind hindurchpasste, und kam direkt aus der Wand. Es verband den ersten Stock mit dem Waschraum. Mein Vater hatte es einbauen lassen, damit wir unsere schmutzigen Sachen hineinwerfen konnten, die dann direkt im Korb für Schmutzwäsche landeten.

»Dein Vater ist ein Genie.«

»Mein Vater ist verrückt.«

»Wenn ich hier durchklettere, komm ich direkt in deinem Zimmer raus?« Scar versuchte, sich in das Rohr zu zwängen, blieb aber stecken. »Hilfe, ich kann weder vor noch zurück!«

»Lassen wir ihn da drin?«, fragte Brune.

»Warum nicht?«, konterte ich.

»Wir könnten raufgehen und deine schmutzigen Unterhosen ins Rohr werfen.«

Ich begann zu strahlen und wäre fast raufgelaufen, um alles, was ich finden konnte, ins Rohr zu stopfen, als mir Gio wieder einfiel.

»Ich fürchte, meine Mutter hat ausgerechnet heute gewaschen.« Ich zeigte auf den Trockenständer. »Komm, ziehen wir ihn raus, los ...«

Wir machten über eine Stunde Musik im Keller. Ich stellte meine bescheidenen Keyboarderfähigkeiten unter Beweis, während sich die beiden mit meinen Gitarren amüsierten. Wir lachten über jeden Blödsinn, sprich, taten, was man mit vierzehn eben so tut, während ich hoffte, dass sie vor lauter Lachen nicht merkten, welche Angst ich davor hatte, Gio könnte plötzlich auftauchen.

Ich stellte mir vor, wie er auf einmal die Treppe hinunterkäme, meine Freunde erstarrten und aufhörten zu spielen.

Aber dazu sollte es nicht kommen.

Stattdessen verbrachten sie zwei Stunden bei mir, bis Brune irgendwann auf die Uhr sah und sagte: »Meine Güte, schon so spät! Ich muss jetzt heim.« Ich begleitete die beiden zu ihren Rädern, wir blödelten noch etwas herum und verabschiedeten uns, indem wir unsere Fäuste gegeneinanderprallen ließen. Nachdem ich ihnen das Gartentor geöffnet hatte, sah ich ihnen nach, bis sie hinter der Kurve verschwunden waren.

Ich schaute zum Himmel empor. Winter lag in der Luft und hüllte mich vollständig ein.

Ich ging zurück ins Haus. Ich, aber meine Gedanken nicht. Sie rannten. Sie waren bereits in der Küche und hatten die ersten beiden Treppenabsätze genommen, ohne auch nur einen Blick ins Wohnzimmer zu werfen. Sie standen vor unserer Zimmertür und wollten sie gerade öffnen. Ich eilte ihnen hinterher, damit sie nicht vor mir hineingingen. Ich kam gerade noch rechtzeitig, als sie schon die Klinke hinunterdrückten. In diesen beiden Stunden hätte Gio alles Mögliche anstellen können. Vielleicht war er im Bett geblieben, aber vielleicht hatte er auch den Schreibtisch aus dem Fenster geworfen.

Ich öffnete die Tür.

Er lag noch genauso da, wie ich ihn verlassen hatte: in sein Buch vertieft (allerdings in ein anderes) und mit Kopfhörern auf. Ich nahm auf der Bettkante Platz und tippte ihm auf die Schulter. Er drehte sich um und lächelte.

Dann nahm er »Frosch«, den Frosch, den er sich unter den Bauch geklemmt hatte, und drückte ihn mir ins Gesicht.

ॐ

Gio hatte eine Belohnung verdient. Ich nahm ihn mit nach unten, legte *Ice Age* ein und brachte ihm Chips. Aber das war noch nicht alles, ich ließ sogar unsere Hündin Kissi ins Haus und zu ihm aufs Sofa hüpfen, ein weißer, plüschiger Hund mit braunen Flecken. Giovanni lag auf dem Sofa, streichelte mit einer Hand Kissi und wühlte mit der anderen in der Chipstüte, während sich der Fernseher in seiner Brille spiegelte. Glück pur!

Erschöpft ließ ich mich in einen Sessel fallen und zog die Knie an die Brust. Wartete darauf, dass mich die Bilder einlullen würden, allerdings vergeblich: Sogar *Ice Age* handelte nur von mir.

Zu Beginn des Films gibt es dieses Eichhörnchen, Scrat, das nach einem Ort sucht, an dem es seine Eichel verstecken kann. Und weil es so fest drückt, um sie in den gefrorenen Boden zu bekommen, entsteht ein gigantischer Riss im Eis und lässt es bersten. Das erlaubt einer Horde unterschiedlicher Tiere, die nach Süden wandern, ihren Weg fortzusetzen und der Kälte zu entfliehen. Keine Ahnung, welche Tiere sich in mir verbargen, aber eines stand fest, nämlich dass ich mich genauso fühlte wie diese Eisdecke. Ich spürte ihre Zerrissenheit.

Und diese Zerrissenheit hatte auch einen Namen: Schuldgefühle.

In den darauffolgenden Monaten träumte ich oft von der Polizei. Sie klingelte und teilte mir mit, dass ich verhaftet sei.

»Nein, hören Sie, ich gebe ihm zu essen, wir spielen zusammen, er darf raus, wann er will – es ist nicht so, wie es aussieht«, beteuerte ich eifrig, stets in der festen Überzeugung, sie glaubten, ich würde Gio misshandeln.

Der Polizist erwiderte jedes Mal etwas anderes. Sachen wie: »Aber wovon reden Sie da, Giacomo? Sie sind verhaftet, weil Sie schon wieder in Mathe abgeschrieben haben. Ich verurteile Sie zu drei Monaten Schulbankdrücken, direkt neben Mundfäule-Gianni, und dazu, sämtliche Prüfungen allein zu schreiben.«

࿇

Eines Tages kam Vitto zum Mittagessen, und danach gingen wir rauf in mein Zimmer. Er legte sich aufs Bett, während ich mich auf meinen Schreibtischstuhl fallen ließ.

»Wusstest du schon, dass der Sänger von Bloc Party schwul ist?«, sagte er.

»Ach, Quatsch ...«

»Wenn ich's dir doch sage! Mein Cousin hat mir das erzählt.«

»Na, wenn's dir dein Cousin erzählt hat ...« Ich hob ergeben die Hände. Dann sagte ich:»Hör mal, weiß du noch, als ich das mit Pisone erwähnt hab?«

»Mit Pisone? Nein, wieso?«

»Ich war bei dir, und wir haben Playstation gespielt.«

»Giacomo, du bist ständig bei mir, und wir spielen ständig Playstation.«

»Frosinone gegen Sassuolo. Drei zu zwei, sagt dir das nichts?«

»Ah!« Er zog eine Grimasse, als hätte er eine Fliege verschluckt. »Jetzt weiß ich es wieder.« Er setzte sich auf und sah mir in die Augen. »Ja und?«

»Na ja, Pisone weiß das mit Gio.«

»Was denn?«

»Dass es ihn gibt.«

»Und, ist das ein Problem?« Er ließ sich zurück aufs Bett fallen. »Ich hab schon sonst was befürchtet!« Er verschränkte die Arme hinterm Kopf, als hätte er die Situation vollkommen unter Kontrolle.

»In meiner Schule weiß niemand was von ihm.«

»Wirklich?«

»Ja.«

»Wie kann das sein?«

»So halt ... Ich hab niemandem von ihm erzählt.«

»Warum?«

»Weil man Gio dem nicht ... aussetzen darf. Leute wie Gio werden fertiggemacht. Da draußen herrscht das Gesetz des Dschungels: fressen oder gefressen werden.«

Vitto schnaubte nur und grinste. »So ein Quatsch!«

»Siehst du das etwa anders?«

»Hör mal ... Wie hat Pisone das überhaupt rausgekriegt?«

Ich wusste, dass Vitto lieber über den Sänger von Bloc Party geredet hätte als über Pisone, aber ich wusste auch, dass er sich mir zuliebe bemühte.

»Keine Ahnung.«

»Dann frag ihn einfach. Das ist doch voll *easy*. Und dann befiehlst du ihm, die Sache für sich zu behalten.«

»Und wenn er nicht hören will?«

»Dann droh ihm, dass du ihm die Nase brichst. Meine Güte, Jack, wir reden hier von Pisone! *Nothing to fear*.« Seit er Unterricht bei einem Muttersprachler nahm, hatte Vitto sich angewöhnt, jedes Gespräch mit englischen Sätzen zu spicken.

»Meinst du?«

»Aber wenn ich ehrlich sein soll, glaube ich nicht, dass es dir gelingt, Gio zu verstecken. Er ist schließlich ein Mensch und keine Zigarettenschachtel.«

»Ich weiß.«

»Außerdem wüsste ich nicht, warum …« Er ließ den Blick über die Sachen meines Bruders schweifen, die überall im Zimmer verstreut waren. Er zeigte auf das Sparschwein in Form eines Huhns, als wollte er sagen: *Schau nur, ein Huhn-Sparschwein. Was ist so schlimm an einem Huhn-Sparschwein?*

In diesem Moment hörte ich mich sagen: »Die anderen würden mich aufziehen.«

Vitto setzte sich erneut auf. »Dann liegt es also nicht daran, dass sie Gio fertigmachen. Du hast Angst, dass sie dich fertigmachen.«

Ich schwieg. Und starrte auf mein U2-Poster.

»Genau!«, sagte Vitto, der meinem Blick folgte. »Nimm nur diese Band! Wenn man bedenkt, dass die Plattenfirmen Bono anfangs gar nicht haben wollten, weil sie dachten, dass seine Musik niemals funktionieren wird … Wenn du an Gio denkst, denk einfach an ihn. Und scheiß drauf, was die anderen denken.«

Ich schnaubte. »Achtung, Achtung!«, sagte ich, als spräche ich in ein Megafon. »Der Mann, der morgens eine Stunde im Bad braucht, um seine Frisur zu stylen, will mir sagen, dass es scheißegal ist, was die anderen denken.«

»Aber nur, weil sie noch nicht lang genug sind.« Er nahm eine Strähne zwischen die Finger und versuchte vergeblich, einen Blick darauf zu erhaschen. »Aber ich lass sie mir wachsen. Außerdem bin ich gerade in einer *law-and-order*-Phase.«

»Mir sollte das wirklich scheißegal sein!«, dachte ich. »Ich muss das mit Pisone klären«, dachte ich. Ich dachte alles Mögliche und konnte mein Gedankenkarussell nicht mehr anhalten. Das musste dringend aufhören, sonst würde ich noch Riesenkopfschmerzen bekommen.

»Aber wie kann das sein, dass der Sänger von Bloc Party schwul ist?« Vitto seufzte, den Blick auf Zack de la Rocha gerichtet. »Kannst du dir das vorstellen?«

✠

Am nächsten Tag wachte ich um sieben auf – das war mir noch nie passiert! – und ging zwanzig Minuten früher zur Schule, um mit Pisone zu reden. Seit damals auf dem Pausenhof hatte ich nicht mehr mit ihm gesprochen. Früh zur Schule zu gehen war etwas, das mich schier übermenschliche Kräfte kostete. Frühmorgens wiegt der Ranzen zehn Kilo mehr und man findet sich plötzlich draußen auf der Straße wieder, ohne überhaupt zu merken, dass man das Bett bereits verlassen hat. Außerdem war es kalt. Kurz gesagt, ich war definitiv schlecht gelaunt. Um meine Ehre als notorischer Zuspätkommer zu verteidigen, beschloss ich, den Rest der Woche erst zum Läuten der Schulglocke zum Unterricht zu erscheinen.

Durch das zeitige Aufstehen bekam ich allerdings vieles

mit, was ich sonst nie gesehen hätte: Hausmeisterinnen, die Sägemehl streuten, um die Regennässe aufzusaugen. Freunde, die gezwungen waren, früh zu kommen, weil ihre Eltern früh zur Arbeit mussten. Leute, die noch Hausaufgaben abschrieben (während ich fest der Meinung bin: Entweder man hat sie gemacht oder eben nicht. In diesem Fall sollte man allerdings auch hocherhobenen Hauptes zur Schule gehen und dem Tod in die Augen sehen). Andere wiederholten, an die Heizung gelehnt, Lernstoff, und mehrere Lehrer machten Kopien. Im Musiksaal wurden Instrumente gestimmt.

Dann sah ich ihn.

Pisone betrat in einem dunklen Mantel die Schule, einen lila Schal um den Hals und eine Mütze mit Ohrenklappen auf dem Kopf. Seine Brille beschlug, und er nahm sie ab, um sie zu putzen.

»He!«, sagte ich. Ich hatte ihn überrumpelt. Er wirbelte herum, und es fehlte nicht viel, und er wäre gestürzt. Er setzte seine Brille wieder auf.

»Was willst du?«

»Ich muss mit dir reden.«

Er riss die Augen auf und sah sich hilfesuchend um. Er war es nicht gewohnt, dass jemand mit ihm reden wollte, und wenn, bedeutete das vermutlich nichts Gutes. Trotz seiner Furcht stahl sich so etwas wie Überheblichkeit in seinen Blick.

»Worüber?«, fragte er.

»Woher weißt du das mit meinem Bruder?«

Sein Mund verzog sich zu einem spöttischen Lächeln.

»Meine Mutter hat's mir gesagt.«

»Unsere Mütter kennen sich?«

»Anscheinend ja.«

»Und du bist dir sicher, dass deine Mutter ihre Nase

nicht in Angelegenheiten gesteckt hat, die sie nichts angehen?«

»Meine Mutter ist …«

»Deine Mutter wird genauso sein wie du, deshalb!« Es gibt so ein ungeschriebenes Gesetz zwischen Jungs, das besagt, dass es nichts Schlimmeres gibt, als die Mutter des anderen zu beleidigen, und ich wollte ein für allemal klarstellen, dass ich nicht zu Scherzen aufgelegt war. Doch meine Bemerkung schien völlig an ihm abzuprallen.

»Ja, wir sind uns sehr ähnlich«, sagte er. »Auch sie ist überdurchschnittlich intelligent. Sie hat einen Preis gewonnen, und zwar …«

»Es ist mir scheißegal, was für einen Preis deine Mutter gewonnen hat, Pisone. Hauptsache, ihr beide hört auf, eure Nasen in meine Familienangelegenheiten zu stecken.« Ich trat näher, um meine Stimme zu senken, und packte ihn am Kragen. »Und wenn ich rausfinde, dass du irgendjemandem von meinem Bruder erzählt hast, wenn ich herausfinde, dass du getratscht hast, solltet ihr lieber auf einen anderen Planeten umsiedeln. Du. Deine Mutter. Und die ganze Pisone-Bagage. Hab ich mich klar genug ausgedrückt?«

»Ja.«

»Du bleibst stumm wie ein Stein!«

»Wie ein Stein?« Er runzelte die Stirn, sogar seine Brille schien sich zu runzeln.

»Na, was glaubst du? Dass Steine sprechen?«

»Nein, aber es heißt nicht ›stumm wie ein Stein‹, es heißt …«

»Es ist mir ganz egal, wie es heißt! Hauptsache, du hältst den Mund! Und zwar ab sofort, bis du eine Sechs in Italienisch bekommst.«

»Ich werde nie eine Sechs in Italienisch bekommen.«

»Eben drum.« Ich zerrte noch ein wenig am Stoff seines

Mantels, nur um meinen Worten Nachdruck zu verleihen, und ließ ihn dann mit einem Ruck los, wie ich es in Filmen gesehen hatte. Dabei durchbohrte ich ihn mit meinen Blicken, trat einen Schritt zurück, drehte mich um und ging in Richtung Klassenzimmer. In diesem Augenblick – ich hatte noch nicht mal die Mitte des Flurs erreicht und spürte nach wie vor den Schatten seiner Nase im Rücken – presste etwas meinen Magen zusammen, das denselben Namen trug wie der Riss im Eis: Schuldgefühle. Was zum Teufel hatte ich da getan? Ich hatte noch nie im Leben jemandem gedroht. Zu so etwas war ich gar nicht in der Lage. Zu was für einem Menschen entwickelte ich mich da gerade? Zu einem, der trotz Vittos freundschaftlichem Rat einem Pisone drohte und seinen eigenen Bruder verleugnete.

                                                                                             ৡৡৡ

Noch am selben Nachmittag ging ich zu Arianna, und zwar zusammen mit Goss (von *gossip*). Eigentlich hieß sie Elettra, wurde aber so genannt, weil sie stets den neuesten Schulklatsch kannte. Wir mussten die verschiedenen Verteidigungsstrategien der Tiere recherchieren. Wir saßen mit mehreren Laptops und noch mehr losen Blättern in der Küche. Bei Arianna sah es so ähnlich aus wie bei meiner Tante Fede, sodass ich mich auf Anhieb wohlfühlte.

»Hört euch das an!«, rief Goss und scrollte mit der Maus einen Artikel hinunter, den sie auf einem Tierschutz-Blog gefunden hatte. »Texas-Krötenechsen spritzen Blut aus den Augenwinkeln, um sich tot zu stellen und ihre Angreifer zu verjagen.«

»Das ist ja furchtbar«, sagte Arianna.

»Und hier steht was über den Pharaonen-Ziegenmelker.«

»Bitte was?«

»Über den Pharaonen-Ziegenmelker. Das ist ein Vogel. Anscheinend kann er sich Staub anpassen, sich so tarnen und vor Raubtieren schützen.«

»Ein staubfarbener Vogel!« Ich grinste. »Wie reizend!«

»Hört mal!«, rief Arianna. »Wie wär's mit einer Pause? Im Ofen steht ein Schokobirnenkuchen von meiner Oma.«

»Ja, ich passe mich lieber an Schokobirnenkuchen an als an Staub«, sagte Goss.

»Süß, aber fett?«

Goss versetzte mir einen Stoß gegen den Arm.

»Au!«, rief ich. »Das hat wehgetan!«

Ihr Handy klingelte. Während sie telefonierte, gingen Arianna und ich auf die Terrasse und setzten uns auf die Hollywoodschaukel. Es war noch Winter, aber die Sonne schien, und es war nicht mehr so kalt wie an den Tagen davor. Wir trugen Anoraks – meiner war bordeauxrot, ihrer blau – und Wollmützen. Ihre Terrasse war nicht sehr gepflegt, aber überall standen seltsame Pflanzen rum. Vertrocknete Pflanzen ohne Blüten, die meinen Seelenzustand ziemlich genau wiedergaben. Schweigend mampften wir unseren Kuchen. Von Zeit zu Zeit schielte ich zu ihr hinüber: Die Sonne spielte mit ihrem Haar und verlieh ihm einen kastanienbraunen Schimmer. Ihre Hand auf dem Kissen war keinen Zentimeter von meiner entfernt.

»Hast du schon das von Filippo gehört?«, sagte sie auf einmal.

»Martuzzo?«

»Quatsch, wen interessiert schon Martuzzo! Ich rede von Filippo Langella.«

»Was hat er angestellt? Heimlich eine Zigarette im Bad geraucht? Während des Unterrichts geflucht? Ist er verhaftet worden?«

»Nichts von alledem«, sagte sie und setzte die Schaukel langsam in Bewegung, die kaum wahrnehmbar schwang.

»Seid ihr jetzt ein Paar?«, fragte ich aufs Geratewohl.

»Quatsch! Wie kommst du darauf?«

»Einfach nur so, weil …« Ich wandte den Blick ab.

»Er hat sich fürs Priesterseminar angemeldet.«

»Wie bitte?« Auf einmal saß ich kerzengerade da. »Das kann doch nicht wahr sein! Du willst mich wohl verarschen.«

»Nein, gar nicht.«

»Filippo Langella, der beste Mittelstürmer der Schule, der Frauenschwarm schlechthin … will Priester werden?«

»Ich hab heute in der Pause mit ihm geredet.«

»Weiß Goss davon?«

»Keine Ahnung.«

»Wenn du das vor ihr rausgefunden hast, flippt sie aus.«

Arianna grinste und vertilgte den letzten Rest Kuchen.

»Filippo ist ein echter Pharaonen-Ziegenmelker, findest du nicht auch? Wir dachten, wir wissen genau, wer er ist, dabei haben wir nur seine äußere Fassade gesehen, während er sich die ganze Zeit im Staub versteckt hat.«

»Wer hätte das gedacht …«

Arianna wackelte lustig mit dem Kopf, und ich hätte ewig mit ihr auf dieser Schaukel sitzen bleiben können.

»Dabei gibt es jede Menge Leute wie Filippo«, fuhr sie kauend fort und nahm den Faden wieder auf. »Ist dir das auch schon aufgefallen? Nehmen wir Giulio. Giulio ist Klassenbester, aber glaubst du, er gibt sich bei seinen Freunden als Intelligenzbestie aus? Neulich hab ich ein Mädchen getroffen, das bei ihm im Haus wohnt und mit mir ins Ballett geht. Als ich ihr erzählt hab, dass Giulio die besten Noten von allen hat, hat sie nur laut gelacht. Ehrlich! Sie hat mir einfach nicht geglaubt. Ich konnte sie nur mit Mühe davon überzeugen. Und dann Alessia! Sie steht auf Pullis mit Disney-Motiven, auf diese albernen Pullis. Sie hat den ganzen Schrank voll davon, das hab ich mit eigenen Augen gesehen. Eines Tages hab ich sie gefragt, warum sie sie nie in der Schule trägt, und da hat sie gesagt, dass sie sich dafür schämt. Dass sie sich in der Schule lieber anders gibt … mit der richtigen Hose und so, du weißt schon. Aber was heißt das eigentlich, *richtig*?«

»Wir leben in einer Welt der Pharaonen-Ziegenmelker«, murmelte ich.

»Ganz genau.«

Ich öffnete den Mund, um noch etwas hinterherzuschicken, ließ es dann aber bleiben. Am liebsten hätte ich ihre Hand genommen und gesagt, dass ich der größte Pharaonen-Ziegenmelker überhaupt sei. Der König der Pharaonen-Ziegenmelker. Reine Show! Giacomo, mit dem man so gut lachen kann. Giacomo, der auf alles eine schlagfertige Antwort hat und die Welt nicht nur durch seine Brille sieht. Am liebsten hätte ich ihr von Gio erzählt und mich dafür entschuldigt, es nicht schon viel früher getan zu haben. Daraufhin hätte sie bestimmt gesagt, das sei doch kein Problem. Trotzdem brachte ich kein Wort heraus. Stattdessen sagte ich:»Der Einzige, der sein Anderssein betont, ist Pisone. Aber er ist auch derjenige, der keine Freunde hat.«

In diesem Moment stieß Goss zu uns.»He, wollt ihr nicht wieder reinkommen? Oder sollen wir der Lehrerin ein Foto von euch beiden auf der Schaukel schicken?«

Ich sprang auf, als wäre ich bei etwas Verbotenem ertappt worden. Arianna sog die kühle Luft ein und blieb noch kurz draußen, die Augen geschlossen und das Gesicht der lauen Nachmittagssonne zugewandt.»Welches Tier kommt als Nächstes dran?«, fragte sie leise.

»Fliegende Fische«, erwiderte Goss.

»Und wie verteidigen sich Fliegende Fische?«

»Indem sie fliegen«, erwiderte Goss. »Wir denken, dass sie fliegen, weil ihnen das Spaß macht. Weil Fliegen schön ist. Dabei tun sie es nur, um ihren Räubern zu entkommen. Verrückt, was? Sie wirken so frei und romantisch, doch in Wahrheit fliegen Fliegende Fische bloß, um dem Tod zu entrinnen.«

6

WENN ICH DIE WAHL HAB, NEHM ICH DEN TYRANNOSAURUS!

ines Vormittags mussten wir zu einem Vortrag über Sicherheit im Straßenverkehr, eine total durchorganisierte Veranstaltung, die von Erklärvideos eingeläutet wurde. Außerdem war ein Junge da, der seinen besten Freund bei einem Autounfall verloren hatte (an dem er auch noch schuld war, weil er getrunken hatte). Und mit ihm ein junger Sportler, ein Kanute, der uns eine Art Alternative zum Rausch bieten sollte, so nach dem Motto: Wenn ein Typ, der so ultracool ist wie du, das so sieht, wird da ja wohl was dran sein. Wir mussten also zu diesem Vortrag, und ich sah, dass auch andere Schulklassen da waren. Genauer gesagt, auch welche von Vittos Schule. Sogar Vittos Klasse war da, und schon bald hatte ich ihn entdeckt.

Ich gab ihm einen liebevollen Schlag in den Nacken und wir führten unseren üblichen Begrüßungstanz auf. Wir entfernten uns von unseren Freunden und verstießen damit gegen die Anweisung unserer Lehrer, bitte zusammenzubleiben, um uns an einen ungestörten Ort am Ende des Saals zurückzuziehen.

»Ist auch das Mädchen da, auf das du stehst?«, fragte Vitto.

»Wer?«, fragte ich. »Arianna?«

»Weißt du etwa nicht mehr, auf wen du stehst? Muss ich dir das etwa erklären?«

Ich zeigte zwischen den beiden Jungs vor uns hindurch nach rechts. Vitto beugte sich vor, um besser sehen zu können.

»Kastanienbraunes Haar und ein roter Pulli?«

Ich schnalzte zustimmend. »Ganz genau, richtig geraten.«

Vitto schüttelte den Kopf.

»Was ist denn?«

»Jack, die ist viel zu schön für dich.«

»Brad Pitt hat gesprochen.«

»Was hat das damit zu tun? Ich hab es gar nicht erst auf solche Frauen abgesehen! Ich geb mich mit denen in meiner Liga zufrieden. Besser eine, die soso-lala ist, aber dafür erreichbar als eine, die ich jahrelang anschmachte, ohne je zum Zug zu kommen.«

»Ich schmachte sie nicht an.«

»Na ja, du weißt, was ich sagen will. Oh, schau mal da …«

Vier Reihen vor uns beugten sich Schüler einer sechsten Klasse über ein Handy, vielleicht um ein Video anzuschauen, als sich von hinten, lautlos wie ein Haifisch, ihre Lehrerin näherte.

»Gleich erwischt sie sie.«

Und so war es auch. Das Handy wurde konfisziert.

Im Saal herrschte lautes Murmeln – wie Eis, das knackt. Die Psychologin, die die Einführung hielt, versuchte tapfer, darauf zu laufen, aber man sah, dass sie Angst hatte einzubrechen. Manche malten Mangas in ihre Hefte und taten so, als würden sie sich Notizen machen. Andere schliefen vor sich hin oder starrten auf die Bühne, wobei sie mit ihren Gedanken allerdings ganz woanders waren. Hinter uns begannen drei Ältere leise zu flüstern, aber ich achtete nicht weiter auf sie. Der Kanut war gerade an der Reihe, und er war gar nicht mal so übel. Er war amüsant und schlagfertig. Bis in dem Gespräch der Jungen, leuchtend wie Lava, das Wort »Mongo« fiel.

Ich drehte mich nicht zu ihnen um, richtete meine Antennen aber neu aus, sodass ich alle anderen Frequenzen ausblendete.

Irgendeiner sagte, dass sein Hund ein echter Mongo sei, weil der bloß Unsinn im Kopf habe und sich weigere zu fressen, wenn sein Napf nicht an einem bestimmten Ort stehe.

Ein anderer beteuerte, sein Hund sei ein noch viel größerer Mongo: Am Vortag habe er Miauen im Fernsehen gehört und sei völlig ausgeflippt. Er sei durchs ganze Haus gerast und habe nach der Katze gesucht, wobei eine Glasvase zu Bruch gegangen sei. Der Dritte sagte, wenn hier irgendein Hund ein Mongo sei, dann der seiner Tante, denn der habe Angst vor Fliegen. Wenn eine durchs Haus brumme, verstecke er sich hinter der Waschmaschine. Einmal sei ihm eine Fliege zu nahe gekommen, und da habe er sich so erschreckt, dass er durch die Katzenklappe habe entkommen wollen, aber leider darin stecken geblieben sei.

Ich tat so, als wollte ich nach jemandem Ausschau halten, und drehte mich, um sie mir genauer anzusehen. Was soll ich sagen? Es waren drei ganz normale Jungs. Und wenn sie Blödsinn redeten, dann nur, weil man das in dem Alter so macht – unschuldigen Blödsinn, wie ihren Hund als Mongo zu bezeichnen. Mir fiel auf, dass dieses Wort allgegenwärtig zu sein schien: Ständig sagten alle – und zwar wirklich alle – Mongo. Einfach so, ohne sich auch nur die geringsten Gedanken darüber zu machen: als Einwurf oder ironische Bemerkung.

Damit mich die drei nicht hörten, sprach ich im Flüsterton mit Vitto darüber. Vitto hatte auf alles eine Antwort.

»Ach, weißt du …«, sagte er. »Seit sie unseren schwarzen Yaris geklaut haben, seh ich überall nur noch Autos dieser Marke. Das ist echt der Wahnsinn! Nie hätte ich gedacht, dass es so viele davon gibt. Gut möglich, dass du ständig das Wort ›Mongo‹ hörst, weil du es selbst im Kopf hast …«

»Meinst du? Das kann doch kein Zufall sein!«

»Warum nicht? Das Leben ist voller Zufälle. Hitler und Napoleon zum Beispiel.«

»Wie meinst du das?«

»Das hat uns der Geschichtslehrer erzählt. Er hat gesagt, dass Hitler und Napoleon mit genau hundertneunundzwanzig Jahren Abstand voneinander geboren wurden. Beide sind an die Macht gelangt und im Abstand von hundertneunundzwanzig Jahren abgesetzt worden. Und beide haben im Abstand von hundertneunundzwanzig Jahren Russland den Krieg erklärt …«

»Und was soll das mit dem Wort ›Mongo‹ zu tun haben?«

»Was weiß denn ich? Aber das ist doch ein irrwitziger Zufall, findest du nicht?«

೮ఌ౬ఌ

An einem der Wochenenden kurz darauf war die ganze Familie bei uns versammelt. Und wenn ich sage, die ganze Familie, dann meine ich Tante Federica, Onkel Paolo und Oma Bruna mütterlicherseits sowie Oma Piera, Tante Luisa mit ihrer Familie und Tante Elena mit ihrer Familie väterlicherseits. Tante Luisas Familie besteht aus ihr, Onkel Myles und unseren Cousins Stefano und Leandro. Sie haben einige Jahre in York, England, gewohnt, woher auch Onkel Myles stammt, bis sie in die Schweiz nach Zürich gezogen sind. Die

Familie von Tante Elena dagegen besteht aus ihr, Onkel Giovanni, Francesco und Tommaso, unseren anderen Cousins. Wegen Onkel Giovannis Arbeit mussten sie oft umziehen. Deshalb haben sie erst in Paris, dann in Rom und anschließend in Rio de Janeiro gelebt. Vor Kurzem sind sie wieder nach Paris zurückgekehrt.

Wir treffen uns nur wenige Male im Jahr und tauschen dann Weihnachtsgeschenke aus, und zwar unabhängig von der Jahreszeit. Es kann also vorkommen, dass wir im März oder Juli Weihnachtsgeschenke austauschen, um nur ein Beispiel zu nennen.

Diesmal bekam Gio einen Stegosaurus aus Plastik. Bei uns in der Familie wissen alle, dass man Gio nur etwas zu schenken braucht, das entfernt an einen Dinosaurier erinnert, um ihn glücklich zu machen. Aber dieser Stegosaurus – keine Ahnung, was an ihm so besonders war – hypnotisierte ihn förmlich, mehr als jeder andere Dinosaurier, den er je bekommen hatte. Er zog Gio in seinen Bann und entführte ihn in irgendeine ferne, prähistorische Welt, in der es nicht vorgesehen war, mit seinen Verwandten zu kommunizieren.

Gio nahm den Stegosaurus und setzte sich damit im Schneidersitz in eine Ecke. Von da an existierte der Rest der Welt nicht mehr für ihn. Um ihn herum umarmten sich alle, klopften sich auf die Schultern, erzählten sich Witze und Anekdoten. Alle möglichen Sprachen und Dialekte wurden durcheinandergeredet, während er nicht mal die Begrüßungsrunde zu Ende brachte. Tanten und Omas gingen zu ihm, um ihn zu umarmen, mit ihm zu reden, ihm über die Wange zu streichen. Die Cousins versuchten, ihn miteinzubeziehen, allerdings ohne Erfolg.

Ganz einfach, weil sein Leben eine einzige Momentaufnahme ist: Gio macht ein Foto, begibt sich hinein und lebt darin. Er fasst es an, benutzt es, ja zerreißt es vielleicht sogar und macht gleich darauf ein neues. In diesem Moment war das neue Geschenk einfach das Wichtigste, Schluss, aus, Ende! Er hatte sogar seine Nudeln stehen lassen. Stefano, der größte von unseren Cousins, der im selben Alter war wie Chiara, versuchte, ihn zu rufen, ihn dazu zu bewegen, zu uns zu kommen. Er lockte ihn mit einer Schale Nüsschen, aber als keine Reaktion kam, ließ er es bleiben und unterhielt sich mit meinem Vater. Leandro, sein jüngerer Bruder, probierte es gar nicht erst, nachdem er Stefanos Scheitern mitbekommen hatte. Die Cousins aus Paris allerdings sehr wohl. Sie waren die Jüngsten und gingen neben Giovanni in die Knie, um mitzuspielen – mit dem Ergebnis, dass sie kurz darauf vom Stegosaurus angegriffen wurden. Da stand Tommaso auf, ging zu seiner Mutter und fragte: »Warum sagt Giovanni nicht Hallo? Was ist mit ihm?«

»Nichts«, erwiderte Tante Elena lächelnd. »Mach dir nichts daraus! Er ist nur ganz mit seinem neuen Spielzeug beschäftigt. Selber schuld, dass wir eine so tolle Figur für ihn ausgesucht haben!«

»Aber später kommt er zu uns, oder?«, beharrte Tommaso.

»Ja, später kommt er noch dazu. Los, setz dich her …«

Aber später kommt er zu uns? Was ist mit ihm? Warum benimmt er sich so? Genau das hatte ich mich in seinem Alter auch gefragt. Fragen, die ich inzwischen lieber ignorierte. Wir begannen ohne Gio zu essen. Von da an wurden die Gespräche und Anekdoten unserer Verwandten, ihre Schilderungen von einem Leben im Ausland, zu einer unaufhaltsamen Lawine, von der auch ich mitgerissen wurde.

Tante Elena: »Wusstet ihr, dass die Reichen in Rio Poolpartys schmeißen, wenn der Hund Geburtstag hat? Gleichzeitig verhungern die Leute direkt vor ihrer Haustür.«

Onkel Myles: »Stellt euch vor, in der Schweiz gibt es eine Partei, die Anti-PowerPoint-Partei heißt! Sie kämpft gegen den Einsatz von PowerPoint in der Politik.«

Oma Bruna: »Ich fahr nie wieder nach London. Als ich da war, hab ich dieses Schild gesehen. Ich hab's fotografiert.« Sie zeigte uns ein Foto von einem Schild, auf dem stand: *Private Road Children Dead Slow*, was bedeutet, dass man langsam fahren soll, weil es sich um eine Privatstraße handelt, auf der Kinder spielen könnten. »Ich hab mit einer Freundin im Wörterbuch nachgeschlagen, und da steht, dass Kinder auf Privatstraßen langsamer sterben. Die spinnen, die Londoner!«

Wir lachten so sehr, dass wir fast vom Stuhl fielen. Natürlich ließen wir sie in dem Glauben. Ich wusste gar nicht mehr, wo ich mich hinwenden, wem ich zuhören sollte. Am liebsten hätte ich zehn Ohren gehabt. Bei diesen Familientreffen bekam ich immer eine Riesenlust, wegzufahren, zu verreisen, an brasilianischen Stränden Volleyball zu spielen, in England Whisky zu trinken und bei Sonnenuntergang über die Pariser Boulevards zu flanieren. Ach, wäre die Welt doch eine Eisdiele, und die verschiedenen Städte Sorten zum Probieren! Mit der Zeit hätte ich so meine Lieblingssorte rausfinden können.

Aber das galt nur für mich.

Gio blieb lieber in seiner Parallelwelt.

Gio spielte mit dem Stegosaurus. Allein. Stumm.

Hin und wieder schauten wir nach ihm.

Das ging den ganzen Tag so.

Nach dem Mittagessen riefen wir ihn zur Nachspeise, leider vergeblich, denn da war dieser Stegosaurus. Und als es Zeit wurde aufzubrechen – in dem Wissen, dass wir uns eine Ewigkeit nicht sehen würden –, versuchte ich, ihn aus seiner Trance zu reißen und ihm klarzumachen, dass er sich von seinen Verwandten verabschieden sollte. Vergeblich. Denn da war dieser Stegosaurus.

Kaum waren wir wieder allein, ging ich zu ihm und sagte: »Gio, warum bist du nicht gekommen?«

Er zeigte mir den Stegosaurus.

»Ja, aber jetzt siehst du sie ein ganzes Jahr nicht mehr – wenn nicht noch länger.«

Er zeigte mir den Stegosaurus.

»Aber die Figur hast du doch morgen auch noch. Du hast uns richtig schlecht dastehen lassen.«

Er zeigte mir den Stegosaurus. Als wäre ich derjenige, der hier nichts kapierte.

Während ich ihn am liebsten abgefackelt hätte, diesen verdammten Stegosaurus!

⁓⁓⁓

Ich weiß noch, dass ich damals oft mit Gio über Fußballregeln diskutierte, wegen der Spiele, die wir bei uns im Hof veranstalteten: So richtig verstand er nicht, dass er sowohl aufs Tor schießen als es auch verteidigen musste. Er verstand nicht, worum es wirklich ging. Er interessierte sich nur dafür, ein Tor zu schießen. Es zu verteidigen war langweilig. Er freute sich sogar, wenn sein Gegner ein Tor schoss, so etwas wie Konkurrenzdenken war ihm völlig fremd und Niederlagen gab es nicht. Eines Tages erklärte ich ihm, was ein Foul und was ein Strafstoß ist. Das hätte ich mal lieber bleiben lassen sollen, denn er begann, nach mir zu treten. Jetzt interessierte er sich nicht mal mehr für den Ball! Ich wurde langsam wütend und fand es längst nicht mehr so lustig wie damals, als ich noch in die Grundschule gegangen war, wenn er so seltsam war.

Mein Opa pflegte immer zu sagen: Spaß ist eine ernste

Sache. Und das nahm ich wörtlich, wenn ich Gio gegenüber bis zum Erbrechen wiederholte:»Du musst ein Tor schießen. Du musst ein Tor schießen. Du musst ein Tor schießen. Du musst ein Tor schießen. Du musst ein Tor schießen. Du darfst nicht foulen. Du darfst nicht foulen. Du darfst nicht foulen. Du darfst nicht foulen. Du darfst nicht foulen. Du darfst nicht foulen. Du darfst dich nicht freuen, wenn ich ein Tor schieße. Du darfst dich nicht auf der Erde wälzen, wenn du fällst. Du darfst keine Blumen pflücken, während du Fußball spielst. Wenn du einen Fehler machst, muss dir das leid tun. Du darfst nicht mit der Hand spielen. Du darfst nicht tanzen. Du darfst nicht aufs falsche Tor schießen. Du darfst mir den Ball nicht zuspielen, denn wir sind Gegner. Zu zweit kann man nicht gewinnen. Nicht stehen bleiben und in die Wolken gucken! Schieß fester! Und nein, verdammt! Du darfst dich nicht in der Hecke verstecken, um mich plötzlich zu überraschen. Ganz einfach, weil ich weiß, dass du da drin bist, ich kann dich nämlich sehen. Jetzt spiel doch mal richtig, verdammt noch mal!«

Es nutzte alles nichts: Je mehr ich ihm beibringen wollte, je mehr ich ihm meine Sicht der Dinge aufzwingen wollte, desto unmöglicher spielte er. Es war, als wollte ich einem Dinosaurier Spitzentanz beibringen. Doch ich bekam einfach nicht aus dem Kopf, dass ich recht hatte und er nicht. Dass ich wusste, wo es langging, und er nicht. Dass ich mich ständig verbesserte und dazulernte und er nicht. Ich versuchte, ihm bei den Hausaufgaben zu helfen, während er kichernd mit dem Stift spielte. Ich wurde sauer, irgendwann war er ebenfalls sauer, und das Ganze endete mit gegenseitigen Verwünschungen.

Giovanni war wie ein Tanz.

Giovanni *ist* wie ein Tanz.

Das Problem besteht darin, seine innere Musik zu hören.

So wie in dem Nietzsche zugeschriebenen Zitat, das da heißt: »Die Tanzenden wurden für verrückt gehalten von denjenigen, die die Musik nicht hören konnten.« Nun, damals drang seine Musik wirklich nicht bis zu mir vor.

☙❧

Eines Aprilnachmittags waren wir beide allein auf dem Spielplatz. Manchmal bat mich Mama, mit ihm rauszugehen, wenn schönes Wetter war. Und da ich es nicht schaffte, Nein zu sagen, willigte ich ein – stets in der Angst, ein Freund könnte uns sehen. Es war ein extrem sonniger Tag und die Luft war lau. Eine Rutsche, zwei Schaukeln, eine Wippe, Bäume und ein paar Hunde, die durchs Gras tollten.

Auf dem Spielplatz ließ ich Giovanni normalerweise von Spielgerät zu Spielgerät rennen, während ich mit Kopfhörern auf einer Bank saß. Logischerweise spielte er nicht wie die anderen. Er stürzte sich nicht die Rutsche hinunter, er ging nicht auf die Schaukel und er kletterte nicht aufs Klettergerüst. Stattdessen ließ er Sandfontänen aus unsichtbaren Vulkanen schießen, katapultierte mit der Wippe Spielfiguren in die Luft und ließ sich von winzigen Details verzücken – von einem Insekt, von Rostspuren an einer Stange und von einem Stein mit einer besonderen Maserung, die er mit wissenschaftlicher Genauigkeit untersuchte. Er spielte wie ein Forscher, wie ein Entdecker, der bereit ist, über winzige Kleinigkeiten zu staunen.

Er baute gerade irgendwas aus Zweigen, am Fuße der Burg mit der Rutsche. Ich behielt ihn im Auge und dachte an Arianna, die mich seltsamerweise angerufen hatte, um nach den Hausaufgaben zu fragen. Dabei gab es wirklich niemanden, der dafür so ungeeignet war wie ich! Ich ließ mir unser Gespräch immer wieder durch den Kopf gehen, um zu ergründen, ob die Hausaufgaben nur ein Vorwand gewesen waren, um mit mir zu reden, oder ob sie das wirklich hatte wissen wollen. Ich untersuchte den Tonfall, die Gesprächspausen und Worte, wie Gio den Spielplatz untersuchte. Irgendwann begann Giovanni, mit einem Mädchen zu spielen, und brachte es mit seiner ungestümen Art fast zu Fall. Das Mädchen blieb relativ gelassen – noch. Aber weil ich das schon kannte, rief ich:»Sei schön brav zu dem Mädchen, Gio!« Das alarmierte den Vater der Kleinen, der sich in einiger Entfernung mit einem anderen Herrn unterhielt. Der Mann fuhr seine Antennen aus, als witterte er Gefahr, tat aber nichts. Weder rührte er sich von der Stelle, noch ging er seine Tochter holen. Er blieb einfach nur kurz wachsam, bis er wieder ins Gespräch vertieft war.

Das Mädchen kletterte die Rutsche hinauf und Giovanni ließ sich von etwas anderem ablenken. Auf einem der Bäume des Spielplatzgeländes krächzten zwei Krähen, als wollten sie gleich aufeinander losgehen. Es war ein außergewöhnlich heißer Tag für die Jahreszeit – seltsam hypnotisch– , und ich ließ mich von der Sonne und Anthony Kiedis' Stimme einlullen, die sang:»With birds I'll share / this lonely view.«

In diesem Moment sah ich einen etwa zehn- oder elfjährigen Jungen auf dem Rad vorbeifahren. Er war mit zwei Freunden unterwegs, aber man sah sofort, dass er der Anführer war: daran, wie lässig er in die Pedale trat, wie selbstbewusst er gestikulierte, und daran, wie sich die anderen lärmend um ihn scharten wie ein Fliegenschwarm, während er sich darauf beschränkte zu grinsen. Ich liebe es, Leute zu beobachten, denn es kostet nichts und man kann viel daraus lernen. Deshalb behielt ich sie im Auge. Sie taten so, als würden sie sich gegenseitig verfolgen, und hielten dann am öffentlichen Brunnen, um daraus zu trinken. Einer mit einer neongelben Jacke und lockigen Haaren nahm einen großen Schluck Wasser und spuckte eine Fontäne nach seinen Freunden, die auseinanderstoben, um nicht getroffen zu werden. Dann drehte sich der Anführer, der ein rotes Sweatshirt und eine Baseballmütze trug, zum Spielplatz um, sah Giovanni und das Mädchen und sagte irgendwas. Diesmal fuhr ich meine Antennen aus, als witterte ich Gefahr. Ich kniff die Augen zusammen, und als die drei ihre Räder auf der Erde liegen ließen und auf Giovanni und das Mädchen zugingen, stellte ich fest, dass ich sie kannte.

Der im roten Sweatshirt war Jacopo, der kleine Bruder von Paolo, der mit mir auf die Schule ging, in die Siebte, genau wie ich, aber in eine Parallelklasse. Wenn er mich mit Giovanni sah oder auch nur in Verbindung brachte, würde er seinem Bruder mit Sicherheit davon erzählen.

Ich weiß nicht mehr, was Giovanni genau tat, bestimmt irgendwas Seltsames, das typisch für ihn war, zum Beispiel einen T-Rex und einen Velociraptor in der Luft zusammenstoßen lassen und sich vorstellen, dass beide gleich darauf von einem Erdloch verschlungen werden, begleitet von einer Atombombenexplosion aus Stöckchen und Blättern.

»Schaut mal, Jungs«, sagte Jacopo und ging auf Giovanni zu. »Wen haben wir denn da?«

Einer von den anderen schaute sich prüfend um, ob schon irgendein Erwachsener seinem Sohn zur Hilfe eilte, aber nein, von einem Erwachsenen fehlte jede Spur. Es gab nur einen feigen Bruder, der ganz in der Nähe auf einer Bank saß, Red Hot Chili Peppers hörte und kurz davor stand, vor lauter Frust mit den Fingernägeln die Bank zu zerkratzen.

Giovanni hatte noch gar nichts gemerkt und spielte weiter, als befände er sich in einer Blase. Er hatte die Jungs weder gesehen noch gehört. Ich dagegen schon. Der Wind trug mir ihre Stimmen zu, sodass ich sie trotz Kopfhörer so gut verstehen konnte, als stünden sie direkt vor mir.

»Habt ihr sein Gesicht gesehen?«

»Und erst die Zunge! Was der für eine Zunge hat … einfach unglaublich.«

»He, Flachkopf, was machst du da?«

Jetzt scharten sie sich um ihn wie Indianer, die eine Herde umzingeln. In diesem Moment konnte nicht einmal Giovanni sie weiter ignorieren. Er spähte über den Rand seiner Brille hinweg. Ich war zu weit weg, um seinen Blick zu erkennen, wusste aber genau, mit welchem Gesichtsausdruck er sie musterte: mit einer Mischung aus Misstrauen, Langeweile und Nervosität.

Jacopo ging in die Hocke und klopfte ihm gegen die Stirn. »Hallo, ist da jemand?«

Großes Gelächter auf Seiten seiner Freunde.

Jetzt war ich gefragt. Jetzt hätte ich mich als sein Bruder von der Bank erheben und direkt auf Jacopo zugehen müssen. Mit einem Gesichtsausdruck, der deutlich machte, dass ich wirklich Besseres zu tun hätte, als ihn zu fragen, ob es ein Problem gebe.

»Steh auf!«, befahl ich mir. »Gib dich als sein Bruder zu erkennen. Steh auf, mach endlich, verdammt noch mal!«

Der Junge mit der gelben Jacke sagte: »Glaubt ihr, der beißt, wenn ich näher komme?«

Erneutes Gelächter.

Ich war wie gelähmt. Mein Atem ging keuchend wie nach einem Wettrennen, trotzdem klebte ich förmlich an der Bank. Immer wieder befahl ich mir, aufzustehen, hinzugehen und Gio zu helfen. Aber meine Stimme hörte sich an, als käme sie aus einem tiefen Brunnen, hallend und träge.

»Er hat Schlitzaugen wie ein Chinese«, sagte ein anderer. »Los, sag was auf Chinesisch! Was kannst du sagen? ›Leck mich!‹ – kannst du das auf Chinesisch?«

Gelächter.

Gio hatte inzwischen begriffen, dass das kein Spiel mehr war, auch wenn er Gespött normalerweise einfach an sich abprallen ließ. Im Grunde brauchte er wirklich nicht viel. Nur einen Bruder, einen echten Bruder und keinen solchen Schwächling wie mich. Einen, der diese Arschlöcher verjagte wie streunende Hunde, die in Blumenbeeten wühlen. Für Gio wäre es ein Leichtes gewesen, anschließend wieder zur Tagesordnung überzugehen. Deshalb drehte er sich zu mir um, um mich um diesen winzigen Gefallen zu bitten, den ich ihm doch bestimmt tun konnte.

Er versuchte, Blickkontakt herzustellen.

Doch ich senkte die Lider.

Und konzentrierte mich auf Kiedis' Worte:»Scar tissue that I wish you saw.«

In diesem Moment streckte Jacopo meinem Bruder die Zunge raus und machte ein widerliches Geräusch mit dem Mund. Gio verstand die Welt nicht mehr und rief:»Tyrannosaurus!« Und zwar aus voller Kehle.»Tyrannosaurus!« Er wollte, dass ihn der Tyrannosaurus rettete, wenigstens der – jetzt, wo ich ihn schmählich im Stich gelassen hatte.»Tyrannosaurus!«, schrie er, zwei-, drei-, viermal hintereinander. Nur dass ich, sein nutzloser Bruder, der Einzige war, der verstand, was er da sagte. Aber aufgrund seiner undeutlichen Aussprache war es eher ein undefinierbarer Schrei, den Giovanni da ausstieß. Worüber sich die Jungs natürlich erst recht lustig machten.

Ich schaute nicht hin. Nur durch Zufall sah ich aus den Augenwinkeln, dass sich der Vater des Mädchens näherte. Auch Jacopo und die anderen sahen ihn kommen und dachten vermutlich, er sei der Vater oder Großvater des Gestörten, den sie da gerade mobbten. Deshalb machten sie auf dem Absatz kehrt und rannten davon. Der Vater kniete sich neben seine Tochter, zupfte ihr den Blusenkragen zurecht und sagte ein paar liebevolle Worte, die sie zum Lächeln brachten. Dann nahm er sie an die Hand und ging.

Ich wartete, bis sie hinter dem Brunnen verschwunden waren.

Jacopo und seine Gefährten hatten ihre Räder bereits aufgehoben und waren davongesaust.

Erst da stand ich auf und rannte zu Giovanni.

Sonst war niemand mehr auf dem Spielplatz. Weder Rowdys noch andere Kinder, sogar die Alten und ihre Hunde schienen verschwunden zu sein. Da niemand mehr da war, kniete ich mich neben Gio, der zwar genervt war, aber schon weiterspielte, als wäre nichts geschehen. Dann brach ich in Tränen aus.

Ich weinte und weinte. Gio sah mich neugierig an, ohne etwas zu sagen. Ich wollte ihn umarmen, aber ich konnte einfach nicht. Ich sagte, es werde Zeit, nach Hause zu gehen, und versuchte mich zusammenzureißen, aber auch den ganzen Heimweg über liefen mir die Tränen. Gio sah mich an, als verlangte er eine Erklärung, doch er bekam nur Tränen als Antwort. Ich konnte ihn einfach nicht ansehen. Stumm – eine Stille, die nur von vorbeifahrenden Mopeds und meinem Schluchzen unterbrochen wurde – erreichten wir den Viale dei Castagni.

Vor unserem Gartentor drückte Gio auf die Klingel.

»Es ist niemand zu Hause«, sagte ich schniefend. »Ich hab den Schlüssel ...« Ich wühlte in meiner Hosentasche. Wo hatte ich ihn bloß hingesteckt?

Giovanni klingelte erneut.

»Ich habe doch gesagt, es ist niemand zu Hause! Warte ...« Ich durchsuchte meine Hose und Jacke, wischte mir mit dem Ärmel die Nase ab.

Giovanni klingelte weiter. Er klingelte gern.

»Es ist niemand da, versteh doch endlich! Warte eine

Sekunde ...« Doch der Schlüssel blieb verschwunden, ich musste ihn verloren haben. Wir waren ausgesperrt. Giovanni, den Daumen auf der Klingel, läutete und läutete. Er lächelte. Der Lärm der Klingel füllte meinen Kopf, bis ...

»Verdammt noch mal, es reicht! Ich hab dir doch gesagt, dass niemand da ist!«, schrie ich. »Hör auf damit!«

Brüllend stieß ich ihn zu Boden.

7
LITTLE JOHN

D er Trick ist der, dass du selbstbewusst auftrittst«, erklärte mir mein Vater und nahm mich bei den Schultern. Er kniete auf dem Teppich und sah mir direkt in die Augen. Es duftete nach Tomaten und Zwiebeln: Meine Mutter hatte beschlossen, dass es Zeit wurde, Konserven einzukochen.

»Meinst du?« Entmutigt schüttelte ich den Kopf.

»Frag mich irgendwas.«

Ich schnaubte. »Was denn?«

»Egal was.«

»...«

»Los, mach schon, stell mir irgendeine Frage.«

»Was verursacht die globale Erwärmung?«

»Das Furzen meines Sohnes«, erwiderte mein Vater, als wäre es das offensichtlich.

»Davide!«, schimpfte meine Mutter.

Ich brach in Gelächter aus.

»Hör nicht auf sie!«, meinte er. »Es kommt weniger darauf an, was du sagst« – er drückte meine Schultern –, »sondern *wie* du es sagst. Kapiert?«

Ich nickte.

»Wirklich?«

Ich nickte erneut.

Nachdem ich mich wie ein Gauner durchs Gestrüpp des

Lebens gehangelt hatte, war der Tag der mündlichen Prüfungen für den Mittleren Schulabschluss gekommen. Die Sache war die, dass mich die eine Hälfte meiner Lehrer liebte, während sich die andere lieber im Schlamm gewälzt hätte, als meine Visage zu sehen. Seit dem Dreißigjährigen Krieg – von dem ich nicht einmal wusste, wann er eigentlich stattgefunden hatte, aber bestimmt war es schon sehr lange her – gelang es mir nicht mehr, in Geschichte, Bio, Mathe und Sport (ja, ausgerechnet Sport) über ein Ausreichend hinauszukommen. Dafür brauchte ich mich in Technik, Kunst, Italienisch, Musik, Englisch und Religion (ja genau, Religion, na und?) bloß zu melden, um eine gute Note zu bekommen. Geschichte war das Fach, das meiner Meinung nach am dringendsten abgeschafft werden sollte. Aus irgendeinem Grund, vielleicht wegen meiner besonderen Synapsenbeschaffenheit, war es für mich sehr viel einfacher, ein beliebiges Gedicht von William Blake auswendig zu lernen, als mir zu merken, wann die Schlacht von Waterloo war.

Ich ging in den Garten, wo Chiara, Alice und Gio in der Morgensonne frühstückten. Es lag diese besondere Heiterkeit in der Luft, wie sie oft Ende Juni zu spüren ist: Die Vögel sangen, Bienen umsummten die Marmeladengläser, und mit jedem Atemzug wurde neue Hoffnung geschöpft.

»Ich bin dann mal weg«, sagte ich.

»Hals- und Beckenbruch!«, witzelte Chiara.

»Hoffentlich kriegst du keinen Durchfall«, meinte Alice.

Ich kehrte ihnen den Rücken zu und hob zum Abschied siegesgewiss die Hand. Aber nach der Hälfte des Weges drehte ich mich noch einmal um. »He, Joe!«

Er sah von seiner Reismilch auf und schaute mich an, als wollte er sagen: *Was ist? Was willst du, siehst du denn nicht, dass ich gerade trinke?*

»Ich bin dann mal weg«, wiederholte ich.

»Zwanzig Minuten?«, fragte er und stellte seine Tasse mit dem Power-Rangers-Motiv ab.

»Ja. Ich bin zwanzig Minuten weg. Hast du irgendeinen Rat für mich?«

Gio zeigte auf einen Diplodocus, den Saurier mit dem langen, geraden Hals, der zwischen den vielen Tassen und Gläsern hervorragte.

»Ich soll hocherhobenen Hauptes da rausgehen?«

Er nickte. Und stürzte sich wieder auf seine Milch.

Die Antwort war ein wenig mysteriös, aber ich beschloss, sie zu meinen Gunsten auszulegen.

Egal, was passierte – das Wichtigste war, dass ich da hocherhobenen Hauptes wieder rausging.

Und so kam es, dass mein Rad und ich an jenem strahlenden Sommermorgen mit den Black Keys im Ohr unserem Schicksal entgegenrasten – wobei ich allerdings deutlich nervöser war als mein Bike. Die Pflichtschulzeit war geschafft. Wahnsinn! Dabei kam es mir so vor, als wäre ich gerade erst gestern eingeschult worden. Aber die Zeit ist ein mieser Verräter: Sie stellt einem Fallen, zieht sich hin wie Kaugummi, wenn sie schnell verstreichen soll, und rast dahin, wenn man sie am liebsten anhalten würde.

Als ich an diesem Morgen zur Schule strampelte, fragte ich mich, ob das Ende der Mittelstufe wirklich ein Ende bedeutete oder nicht vielmehr einen Anfang, den Anbruch einer neuen Zeit. Vielleicht würde es mir ja jetzt gelingen, mein gedankliches Chaos und meine Ängste zu bändigen, zu entdecken, wer ich war und was ich wirklich machen wollte.

Im Pausenhof meiner Schule traf ich Goss, die ihre Prüfung gerade hinter sich gebracht hatte.

»Und, wie war's?«

»Na ja, ich hoffe, allein dass ich den Namen richtig sagen konnte, hat für eine gute Note ausgereicht …«

»Welchen Namen?«

»Na, meinen natürlich.«

»So schlimm?«

Sie zuckte mit den Schultern. »Keine Ahnung.«

»Die schlimmsten Fragen?«

»Die kamen natürlich von der Tasso. Stell dir vor, die wollte glatt wissen, wann Napoleon Russland den Krieg erklärt hat. Dabei wusste ich nicht mal, dass er diesem Land überhaupt den Krieg erklärt hat. Das haben wir schließlich ganz am Anfang des Schuljahrs durchgenommen …«

»Oh Gott!«, rief ich entsetzt. »Solche Fragen stellt man einfach nicht.«

»Nein, wirklich nicht.«

Ich kratzte mich an der Wange und wollte gerade gehen, als ich mich noch mal zu ihr umdrehte. »Hör mal, nur so zur Sicherheit, falls sie mich auch danach fragen sollte …«

»Was denn?«

»Wann hat denn Napoleon Russland den Krieg erklärt?«

»1812. Das hat sie mir am Ende verraten. Mit einem vernichtenden Blick voller Verachtung, wenn du verstehst, was ich meine.«

Ich nickte.

»Na gut. Ich geh dann mal.«

»Man sieht sich.«

»Man sieht sich.«

Ich blieb im Pausenhof stehen und schaute zu, wie sie sich mit gesenktem Kopf entfernte. Die Arme hingen schlaff neben ihrem Körper herab, und sie schlurfte so sehr, dass sie tiefe Spuren der Verzweiflung hinterließ. Ich sah zu den Fenstern meines Klassenzimmers empor, als erwartete mich gleich mein Todesurteil. Doch es half nichts, die Sache noch länger hinauszuzögern, also marschierte ich los.

Wenn wenigstens Arianna bei mir gewesen wäre! Aber sie hatte es schon am Vortag hinter sich gebracht. Deshalb musste ich mit Klassenkameraden im Flur warten, die ich morgens höchstens mit einem knappen »Hallo!« begrüßte und die alle ebenfalls gelähmt waren vor lauter Angst. Einige prägten sich Jahreszahlen und Formeln ein, wobei sie mit geschlossenen Augen stumm die Lippen bewegten, als würden sie beten. Andere konnten einfach nicht still sitzen und liefen nervös auf und ab. Und wieder andere kicherten aufgekratzt, als hätten sie hektoliterweise Kaffee getrunken.

Irgendwann war es endlich so weit.

»Guten Morgen«, sagte ich beim Betreten des Zimmers. Die Bänke waren hufeisenförmig aufgestellt worden, und der Raum war winzig, viel kleiner, als ich ihn in Erinnerung hatte. Die Wände mussten über Nacht verschoben worden sein, und vor den staubigen Fenstern knallte die Sonne schon dermaßen ferienmäßig vom Himmel, dass ich völlig abgelenkt war. Das Klassenzimmer ging auf den Pausenhof hinaus. Am besten, ich suchte schon mal nach einem geeigneten Fluchtweg.

»Ah, wen haben wir denn da! Mazzariol!«, sagten Technik-, Kunst-, Italienisch-, Musik-, Religions- und Englischlehrer im Chor und entspannten sich.

»Oh, wen haben wir denn da! Mazzariol!«, sagten Sport-, Bio- und Mathelehrer mit einer Stimme, als hätten sie gerade eine Kakerlake entdeckt. Sie richteten sich auf, umklammerten ihre Stifte wie Messer und schoben ihre Brillen zurück auf die Nasenwurzel. Andere blätterten in den Prüfungsunterlagen und suchten nach Fragen, die sie mir stellen konnten. Genau in der Mitte saß die Tasso, meine Geschichtslehrerin. Sie grüßte mich nicht mal.

»Was hast du vorbereitet?«, fragte sie, ohne mich anzusehen.

»Darf ich mich vielleicht erst noch setzen?«, sagte ich und bereute meinen arroganten Tonfall sofort. Dabei wollte ich mich bloß setzen, um nicht in Ohnmacht zu fallen!

Sie bedeutete mir, Platz zu nehmen.

Ich zog den Stuhl zu mir heran, womit ich ein grässliches Quietschen verursachte.

»Also?«, sagte sie, verzog das Gesicht und trommelte mit den Fingern aufs Pult.

»Ich habe einen Aufsatz vorbereitet ...«

Die Tasso räusperte sich und suchte in ihrer Handtasche nach einem Bonbon.

»Über die Kunst der Überzeugung.«

Die Lehrer, die mich mochten, sahen mich wohlwollend an und nickten zustimmend. Die anderen kräuselten verächtlich die Lippen.

»Und weiter?«, knurrte die Tasso.

Ich referierte und schlug mich wacker.

Doch dann wurde ich zu den einzelnen Fächern befragt. Die erste Etappe war geschafft, aber jetzt folgte die Bergetappe. Mir war, als hätte ich eine Blume in der Hand, der ich jetzt die Blütenblätter ausriss und in Bezug auf meine Lehrer sagte: *Der liebt mich, der liebt mich nicht ...*

Die Biolehrerin fragte, ob man meine Aufsatzerkenntnisse mit dem Nervensystem in Verbindung bringen könne. Die Kunst der Überzeugung und das Nervensystem? Was sollte es da für Gemeinsamkeiten geben? Dass ich mit den Nerven am Ende war und was von Überzeugungstechniken erzählte? Das dürfte sie allerdings kaum gemeint haben. Zur Sicherheit sagte ich schon mal Ja, denn wenn sie mir so eine Frage stellte, musste die Antwort Ja lauten. Aber nach einigem Gestotter, das nirgendwohin führte, bedeutete sie mir zu schweigen und beugte sich über ihr Blatt, um etwas zu notieren – mit derselben Befriedigung, mit der man eine lästige Fliege erledigt. Der Techniklehrer, der mir wohlgesinnt war, fragte, aus welchem Material der von mir vorbereitete Aufsatz bestehe. Ich glaubte schon an eine Fangfrage, aber das konnte unmöglich sein. Deshalb sagte ich: »Aus Papier ...«, woraufhin er nickte. Der Sportlehrer wollte wissen, was Kinetik sei. Eingedenk dessen, was mir mein Vater gesagt hatte, begann ich todernst, über chinesische Gymnastik zu sprechen, aber der Lehrer unterbrach mich mit einer ungeduldigen Geste, noch bevor ich es schaffte, das Wort »Qigong« auszusprechen.

In Musik und Kunst schnitt ich gut und in Englisch sehr gut ab.

Mathe war die reinste Katastrophe.

Am Schluss kam Geschichte dran.

Bevor die Tasso mit ihren Fragen begann, musterte sie mich lange über ihre Brille hinweg. Mir stockte der Atem, ich hörte das Jaulen der Kojoten und das Heulen des Windes.

»Gibt es irgendein Thema, über das du gerne sprechen würdest?«, zischte sie.

»Na ja, der Aufsatz über die Kunst der Überzeugung ... den könnte man beispielsweise mit ... mit der italienischen Propaganda bei der Eroberung Libyens in Verbindung bringen.«

»Du hast dich also auf die Eroberung Libyens vorbereitet?«

»Ja.«

»Gut. Reden wir über den Zweiten Weltkrieg.«

Es stimmte gar nicht, dass ich mich auf die Eroberung Libyens vorbereitet hatte, über dieses Thema wusste ich sogar am allerwenigsten. Aber ich war mir sicher, dass ich es nur erwähnen musste, und sie würde mich nicht dazu befragen. Aber der Zweite Weltkrieg? Wusste ich noch irgendwas über den Zweiten Weltkrieg?

»In welchem Jahr hat Hitler Russland den Krieg erklärt?«

Panik.

Weißes Rauschen.

Kosmische Strahlung.

Hitler. Russland. Hitler ist gleich Deutschland. Russland ist gleich Russland. Zweiter Weltkrieg: für Italien von 1940 bis 1945. Deutschland war logischerweise gegen Russland. Mein Gehirn verwandelte sich kurzzeitig in Willy Wonkas Schokoladenfabrik: Die Oompa Loompas sangen und Zuckerwatte floss in Strömen. Bis auf einmal die Erinnerung an eine Unterhaltung aufblitzte: Vitto, der Vortrag über Straßensicherheit, unser Gespräch über Zufälle und eine Zahl: hundertneunundzwanzig. Hitler und Napoleon hatten im Abstand von hundertneunundzwanzig Jahren ähnliche Dinge getan. Was hatte Goss gesagt? Dass Napoleon Russland 1812 den Krieg erklärt hatte. Also hatte Hitler hundertneunundzwanzig Jahre später dasselbe getan. Ich musste folglich nur 129 und 1812 zusammenzählen. Aber wie zählt man 1812 und 129 ohne Taschenrechner zusammen? Heftigstes Kopfrechnen war gefragt.

»Mazzariol!«, sagte die Tasso.

»Ja?«

»Ich warte.«

»Ja.«

1812 plus 129. Verdammt! »Denk nach!«, beschwor ich mich. »Beruhige dich und denk nach.« 1812 plus 100: 1912. Plus 20: 1932.

»Wir haben hier nicht den ganzen Tag Zeit, Mazzariol. Wann. Hat. Hitler. Russland. Den. Krieg. Erklärt?«

»Ja … sofort … gleich …«

1932 plus 9, 1932 plus 9, 1932 plus 9 ... 1943. 1943? Nein, 1941.

»Mazzariol, wir ...«

»1941«, sagte ich.

Die Tasso nahm die Schultern zurück und riss die Augen auf, wenn auch kaum wahrnehmbar. Ihre Lippen verzerrten sich, allerdings ohne so etwas wie ein Lächeln zustande zu bringen.

»Erzähl weiter!«, sagte sie.

In diesem Moment war ich dermaßen beflügelt von meiner logisch-mathematischen Meisterleistung, dass ich tatsächlich weitersprach. Nicht, dass ich noch viel zu sagen gehabt hätte. Aber eingedenk des Rats meines Vaters war ich so dreist, alle möglichen Fakten und Ereignisse aneinanderzureihen, die auch nur entfernt etwas mit dem Zweiten Weltkrieg zu tun hatten. Und das so schnell, dass mich niemand, nicht einmal die Tasso, mit Zwischenfragen unterbrechen konnte. Bis die Tasso irgendwann ergeben die Hände hob und mit halb geschlossenen Lidern sagte: »Okay, okay, Mazzariol, es reicht. Du kannst jetzt gehen.«

Ich stand auf und verließ das Klassenzimmer – hocherhobenen Hauptes wie ein Diplodocus. Als ich den Pausenhof betrat, war die Welt ein einziges Glücksknäuel, das es aufzudröseln galt.

෴

Dann kam der Juli. Und mit dem Juli das Meer.

෴

Jedes Jahr fuhren wir für drei Wochen ans Meer. Immer auf denselben Campingplatz, mit demselben Wohnwagen für sechs Personen, auf denselben Stellplatz wie im Sommer davor.

Das Ferienprogramm der Familie Mazzariol sah so aus: Aufstehen um zehn, anschließend an den Strand, eine halbe Stunde alle Mann mit Sonnenmilch eincremen, baden und um eins zum Mittagessen zurück in den Wohnwagen. Das Mittagessen bereiteten wir abwechselnd zu, Samstags war Gio dran, und dann gab es Pizza. Sonntags hoffte dagegen jeder, dass sich ein anderer erbarmen und an den Herd stellen würde. Mittagsruhe war bis um drei vorgesehen … obwohl es in Giovannis Gegenwart im Grunde unmöglich war, sich wirklich auszuruhen. Deshalb warteten wir einfach, bis es wieder Zeit wurde, sich mit Sonnenmilch einzucremen und an den Pool zu gehen. Dort durften wir bis um fünf bleiben, es folgte ein kleiner Imbiss mit Obst und einem Nutellabrot, anschließend cremten wir uns wieder mit Sonnenmilch ein und gingen alle bis um sieben ans Meer. Es folgten eine Dusche, das Abendessen, Animationstänze auf dem Campingplatz, an denen wir nicht teilnahmen, und eine Theateraufführung auf dem Campingplatz, die wir ebenfalls ausließen. Um zehn ein Eis, dann zurück in den Wohnwagen, Schlafanzug und gute Nacht! Jeder Tag folgte diesem Schema, aber mit Giovanni war trotzdem keiner wie der andere.

In dieser Region waren achtzig Prozent der Touristen Deutsche. Dort habe ich auch gelernt, *Die Katze schläft im Schatten* und *Mein Kuli ist rot* zu sagen.

Die Deutschen – ein faszinierendes Volk!

Die auf dem Campingplatz verbrachten jede Menge Zeit in oder vor ihren Wohnwagen, aßen tonnenweise Nutella und tranken hektoliterweise Bier. Außerdem cremten sie sich ständig mit Sonnenmilch ein. Ich weiß noch, dass die Kinder mit Rädern ohne Pedale rumfuhren, sprich mit Rollern, nicht im Meer baden durften (verboten!) und deshalb auch dann in den Pool sprangen, wenn es verboten war. Ich weiß noch, wie ich darüber staunte, dass sie zu Abend aßen, wenn wir gerade mal unseren Nachmittagsimbiss einnahmen. Sie benutzten ellenlange Wörter und in jeder Familie trug mindestens einer das Trikot eines Fußballnationalspielers.

Zu den Italienern auf dem Campingplatz gehörte eine Familie mit einem neunjährigen Jungen, der den ganzen Tag mit einem *Fire! Fire!* brüllenden Spielzeug-MG ins Leere schoss, und eine, die mit sichtlichem Stolz eine Riesensammlung Gartenzwerge vor ihrem Wohnwagen aufgestellt hatte.

∾∾∾

In besagtem Sommer kam es zu drei denkwürdigen Vorfällen.

∾∾∾

Der erste trug sich eines Abends, bei einer dieser schrecklichen Theateraufführungen zu, die von den Animateuren organisiert wurden. Um ehrlich zu sein, war diese gar nicht mal so schrecklich. Es war eine Aufführung des Musicals *Der König der Löwen* und wir vier – Chiara, Alice, Giovanni und ich – saßen in der ersten Reihe. Von hundert verfügbaren Plätzen waren sechsundneunzig von blonden Teutonen besetzt und vier von dunkelhaarigen Mazzariols. Obwohl die Ausländer eindeutig in der Mehrzahl waren, bestand man auf dem Campingplatz aus irgendeinem Grund darauf, die Stücke auf Italienisch aufzuführen. Deshalb schauten sechsundneunzig blonde Deutsche ständig zwischen der Bühne und uns dunkelhaarigen Mazzariols hin und her, um zu wissen, wann sie lachen und wann sie klatschen mussten.

Während eines ziemlich heftigen Kampfes zwischen Scar – nicht etwa mein Freund, sondern einer der Protagonisten – und Simba merkte ich, dass Gio, der noch bis vor Kurzem neben mir gesessen hatte, verschwunden war.

Ich zupfte Chiara am Arm. »He, Gio ist abgehauen!«

»Wohin denn?«

»Keine Ahnung.«

Chiara stand auf und sah sich suchend um. In diesem Moment hörten wir, wie die Deutschen lachten. Ich fragte mich, ob sie die Geste meiner Schwester vielleicht falsch verstanden hatten, aber nein, das war es nicht.

Alice begriff als Erste, was los war.

»Schaut nur, da ist er!« Sie zeigte auf die Bühne.

Gio war irgendwie hinaufgelangt und hatte sich voller Rachegelüste auf den Schauspieler gestürzt, der Simba (den Guten) verkörperte und gerade mit Scar (dem Bösen) kämpfte.

»Ich hole ihn«, sagte ich seufzend und wollte gerade aufstehen, als Chiara mich am Arm packte.

»Nein, lass ihn.«

»Aber ...«

Meine Schwester zwang mich zum Sitzen. »Lass ihn doch einfach. Wieso soll die Geschichte zur Abwechslung nicht mal anders ausgehen?«

Fest stand, dass Giovanni anscheinend nicht genau begriffen hatte, wer der Gute und wer der Böse war. Aus spontaner Zuneigung für Scar hatte er beschlossen, ihm zur Hilfe zu eilen und sich mit aller Kraft an die Beine des Schauspielers zu klammern, der laut Regieanweisung hätte gewinnen müssen. Der versuchte jetzt, mit seinem Text fortzufahren und sich von Gio zu befreien, ohne ihm wehzutun. Mit dem

Ergebnis, dass er einen Felsen hinunterrutschte und dabei die Pappmascheekulisse samt künstlicher Palme zu Fall brachte. Die Begeisterung der deutschen Kinder kannte keine Grenzen: Sie trampelten mit den Füßen, klatschten und schrien wie von Sinnen ihre ellenlangen, unverständlichen Sätze.

Es wurde die erfolgreichste Theateraufführung in der gesamten Geschichte des Campingplatzes.

∾

Der zweite denkwürdige Vorfall in diesen Ferien am Meer hatte etwas mit dem italienischen Jungen mit dem Spielzeug-MG, das *Fire! Fire!* brüllte, zu tun. Eines Morgens begegnete er Alice, Gio und mir, als wir gerade durch die Gassen des Campingplatzes schlenderten und darauf warteten, dass Chiara und unsere Eltern aufwachten. Er hatte seine Waffe umgehängt. Als er uns sah, legte er sie an, als würde er sich auf einmal einer feindliche Armee gegenübersehen. »Was hat er?«, fragte er, während er uns auf diese Weise Einhalt gebot und mit seinem MG bedrohte.

»Wer?«, fragte Alice.

Er zeigte mit dem Kinn auf Gio. »Der da.«

Mit gespielter Verständnislosigkeit drehte sich Alice zu unserem Bruder um. Sie machte ein verblüfftes Gesicht und sagte: »Wieso?«

»Er redet so komisch.«

»Er redet komisch?«

»Er hat so ein komisches Gesicht.«

»Ach so!«, rief Alice, fasste sich an die Stirn und setzte ein versöhnliches Lächeln auf. »Jetzt verstehe ich! Entschuldige, aber wir sind es nicht gewöhnt, Leute zu treffen, die noch nie in unserer Heimat waren.«

»Was ist denn eure Heimat?«

»Grönland.«

Der Junge mit dem MG runzelte die Stirn. »Grönland?«

»Ja. Dort verbringen wir einen Teil des Jahres. Unser Vater ist Forscher.«

»Ihr wohnt auf Grönland?«

»Einen Teil des Jahres, ja ...«, stellte Alice klar und zeigte auf Gio. »Er ist dort geboren, deshalb spricht er bloß Grönländisch. Und von den Grönländern hat er auch sein Aussehen.«

»Grönlän–«

»Grönländisch, ja. Auch *kalaallisut* genannt oder Eskimo-Grönländisch.«

Dem Jungen fiel die Kinnlade runter, und er bekam ganz große Augen. Sein MG zeigte nach wie vor auf uns.

Giovanni sagte etwas, das ungefähr so etwas bedeutete wie: *Müssen wir noch lange hier rumstehen und unsere Zeit mit diesem Idioten verplempern?* Alice, die wie immer blitzschnell reagierte, sagte eine Reihe von Worten, die jede Menge Ts und Ks enthielten.

»Was habt ihr da gesagt?«, fragte der Junge mit dem MG.

»Dass wir jetzt gehen. Unsere Eltern haben schon Rentiermilch warm gemacht.«

»Ren–«

»Ja, und die ist hier wirklich schwer zu bekommen. Keine Ahnung, warum die nicht importiert wird. Egal – schön, dich kennengelernt zu haben. Wenn du mal Lust auf Rentiermilch hast, bist du herzlich eingeladen ...«

Alice ging an dem Jungen vorbei, der ein Gesicht machte, als wäre gerade ein Raumschiff neben ihm gelandet. Giovanni strahlte ihn an und winkte zum Abschied. Ich folgte ihnen. In sicherer Entfernung drehte ich mich um: Der Junge stand immer noch da, das MG auf halber Höhe und den Blick auf uns gerichtet, voll ungläubigem Staunen.

»Du warst großartig!«, sagte ich zu Alice. »Wie bist du bloß auf die Idee mit Grönland gekommen?«

»Ich musste mich gestern damit beschäftigen«, sagte sie achselzuckend. »Für die Schule. Das ist mein Hausaufgabenstoff für die Ferien.«

Ich musterte sie durchdringend.

Und beneidete sie glühend.

Ich beneidete sie um die Selbstverständlichkeit, mit der sie Giovanni in Schutz genommen hatte. Die hätte ich wenige Monate zuvor auch gut gebrauchen können. Aber genau die fehlte mir, Alices Mut ging mir ab. Sie war meine kleine Schwester, aber im Vergleich zu mir hatte sie wahre Größe bewiesen.

∽∾∾

Der dritte denkwürdige Vorfall war die Nutellasache: Gio und ich waren im Supermarkt, um Milch zum Frühstück zu kaufen – wenn auch keine Rentiermilch. Und da wir schon mal da waren und ich wusste, dass die Nutella so gut wie alle war, bat ich Giovanni, ein Glas zu holen, während ich zum Kühlregal ging.

Nachdem ich wie immer zu fettarmer Milch gegriffen hatte, machte ich mich auf die Suche nach ihm.

Und fand ihn auch.

Und zwar im Gang mit den Konfitüren und Keksen.

Doch ich konnte kaum fassen, was ich da sah:

Anstatt sich ein Glas Nutella zu nehmen, hatte sich Gio einen Wagen geschnappt, ihn in den entsprechenden Gang geschoben und mit Gläsern gefüllt – und zwar mit allen Nutellagläsern aus dem Regal. Er hatte es vollkommen leer geräumt und war dann auf den Wagen geklettert, um dort mit verschränkten Armen und Beinen auf mich zu warten: Herr über einen Hügel aus Schokolade.

Wie immer, wenn er sich so benahm, stieg erst einmal eine Mischung aus Scham und Wut in mir auf. »Na prima!«, dachte ich. »Jetzt werden sie uns gleich anschreien und auf mich losgehen. Dann haben wir uns mal wieder so richtig blamiert.«

»Was zum Teufel hast du da wieder angestellt?«, schrie ich mit gepresster Stimme, ohne zu schreien.

Er sagte so was wie, dass wir so immer mit Nutella versorgt seien, ein Leben lang, und bedeutete mir, den Wagen anzuschieben und abzuhauen. Er führte sich mal wieder auf wie der Herrscher des Nichts, stützte das Kinn in die Hände, den Arm in die Seite und machte einen auf harten Kerl.

Aber in diesem Moment geschah etwas Seltsames.

Was genau, ist schwer zu sagen.

Es war, als würde die Morgensonne zwischen den Jalousien hindurchfallen, die versuchen, sie draußen zu halten. Doch die Sonne wird flüssig und lässt sich einfach nicht aufhalten, dringt durch jede Öffnung und jede Ritze. Ich musste an Alice denken, daran, wie sie auf den Jungen mit dem MG reagiert hatte. Ich musste an Chiara denken, daran, wie sie gesagt hatte: »Lass ihn doch! Wieso soll die Geschichte nicht auch mal anders ausgehen?« Eben! Wer hatte eigentlich unsere Geschichte geschrieben? Wer hatte sich meine Beziehung zu Giovanni ausgedacht, die Beziehung zwischen Giovanni, mir und der Welt? Niemand. Wir schrieben sie selbst. Insofern war ich dafür verantwortlich, wie unsere Geschichte ausgehen würde. Niemand schürte meine Angst vor Ablehnung – nur ich selbst.

Also beschloss ich mitzuspielen.

Ich lächelte. Ich lächelte über Giovanni und sein schräges Leben, seine lässige Art, mit der er alles und jeden zum Narren hielt. Mir fiel wieder ein, dass der Campingplatz voller Deutscher war, die sich hauptsächlich von Nutella und Bier ernährten. Irgendjemand würde schon vorbeikommen, um sich ein Glas zu kaufen. Eine Welle der Euphorie erfasste mich. Ich nahm den Wagen mit Gio und schob ihn ans Ende des Ganges, wo wir uns setzten und warteten. Keine zehn Minuten vergingen, bis ein Herr in Sandalen und Fußballtrikot, dem man das Deutschsein schon von Weitem ansah, ans Regal trat und nach etwas suchte, das er offensichtlich nicht fand. Er sah sich ungläubig um, murmelte irgendwas und trat enttäuscht den Rückzug an. Er kam auf uns zu, während sein Blick über das Linoleum huschte. Er ging an uns vorbei, hob den Kopf ... und begann zu strahlen. Er musterte erst den Einkaufswagen voller Nutellagläser und anschließend uns. Dann noch mal den Einkaufswagen und wieder uns.

»Nutella«, sagte er und zeigte auf die Gläser.

Ich bejahte.

Er hob zu einem endlosen Satz an, der klang wie das Zauberwort von Mary Poppins und unzählige Ms und Zs enthielt. Trotzdem konnte ich ihm entnehmen, dass er unbedingt ein Glas Nutella brauchte und fragte, ob er vielleicht eines haben könne.

»Eines?«, fragte ich und zeigte darauf.

»Ja, *uno*«, wiederholte er.

Ich machte ein nachdenkliches Gesicht, und Gio und ich taten so, als würden wir lebhaft diskutieren. Bis wir dem Deutschen nach einer halben Ewigkeit, während der er fast umkam vor Nervosität, großmütig ein Glas überließen.

Es fehlte nicht viel, und er hätte uns umarmt. Er wusste nicht, wie er uns danken sollte. Er verbeugte sich sogar ein-, zweimal, drückte das Nutellaglas an sich, rief »*Grazie!*« und winkte, bevor er zur Kasse ging.

Gio und ich hatten noch nicht mal über den Vorfall gesprochen, als schon die nächsten Deutschen – eine Mutter mit Kleinkind und ein älterer Herr – das Regal ansteuerten, in dem sich leider kein einziges Glas Nutella mehr befand. Es folgte eine ganz ähnliche Szene: Die Verzweifelten kamen an uns vorbei, sahen den Einkaufswagen und Giovanni, der auf den Nutellagläsern thronte, und begannen, irgendwas auf Italienisch zu radebrechen, wobei sie die skurrilsten Fehler machten. Um nicht laut loszulachen, waren Gio und ich gezwungen, an etwas wahnsinnig Trauriges zu denken, während sie sich ob unserer überwältigenden Großzügigkeit in endlosen Dankesbezeugungen ergingen. Der ältere Herr gab uns sogar Trinkgeld. Ich wollte ablehnen, aber da steckte er mir schon einen Euro in die Tasche, zerstrubbelte mir das Haar und ergriff die Flucht, als befürchtete er, wir könnten es uns anders überlegen.

Fast eine Stunde lang verteilten wir Nutella und verschenkten Glück.

Dann kehrten wir in unseren Wohnwagen zurück. Allerdings ohne das Wichtigste: Nutella. Unser Vater sprach eine Stunde lang kein Wort mehr mit uns.

Die restlichen Ferien über wurden wir von Deutschen bestürmt, kaum dass wir ihnen auf dem Campingplatz begegneten. Sie blieben stehen, um uns zu begrüßen und sich zu bedanken, und mehr als einer nahm unsere Eltern beiseite, um ihnen zu sagen, was für fantastische Kinder sie da großgezogen hätten.

❧❧

Dann wurde es Zeit, nach Castelfranco zurückzukehren. Aber irgendwas war anders als sonst, etwas hatte sich verändert. Bei mir, aber auch in meinem Umfeld.

യരെ

Vitto war mit seiner Familie in Amerika, Arianna bei Verwandten in Apulien. Außerdem hatte sie beschlossen, das Handy auszuschalten – als Entwöhnungsmaßnahme sozusagen. Und da ich nicht ihre Eltern anrufen wollte, blieb mir nichts anderes übrig, als ihre Mailboxansage abzuhören, wenn ich ihre Stimme hören wollte.

Zum Glück gab es noch Brune und Scar.

Nach dem Mittagessen schnappte ich mir meistens das Rad und brach mit ihnen zu neuen Abenteuern auf. Nichts wirklich Illegales natürlich – und selbst wenn, hätten wir bei unserer Justiz immer noch genug Zeit, um Abgeordnete zu werden und das Gesetz zu ändern, bevor die Strafe zuschlagen könnte. Davon war Scar überzeugt. Wir fuhren mit dem Rad über unbefestigte Straßen nach Vicenza. Wir klauten Maiskolben. Wir spielten Klingelstreiche und warfen Wasserbomben. Wir rauchten im Garten einer verlassenen Villa, nachdem wir heimlich über die Mauer geklettert waren.

Eines Spätsommertags lud ich Brune und Scar erneut zum gemeinsamen Jammen zu mir nach Hause ein. Damals hatten wir angefangen, eigene Stücke zu schreiben, und ehe ich merkte, was ich da soeben getan hatte, saßen wir bereits auf unseren Rädern und steuerten den Viale dei Castagni an. Ich wusste nicht, wer gerade daheim war. Ich hatte nicht mal einen Gedanken daran verschwendet.

Wir betraten den Flur, riefen laut *Hallo, zu Hause, unten, Musik, nicht stören* und gingen in den Keller. Brune hängte sich die Gitarre um, Scar setzte sich ans Schlagzeug, und ich mich ans Keyboard. Damals diskutierten wir noch über den Namen unserer Band. Wir konnten uns einfach nicht zwischen einer italienischen Version der Stones (Le pietre rotolanti), I Trentatre terzini in treno und Gabibbo Killer entscheiden, aber nichts davon überzeugte uns wirklich. Nachdem wir uns mit einer Coverversion von Biffy Clyro aufgewärmt hatten, spielten wir wild drauflos – immer in der Hoffnung, auf eine interessante Melodie zu stoßen. Wir beugten uns tief über unsere Instrumente und gingen völlig in unseren Improvisationen auf, als oben an der Treppe plötzlich Giovanni erschien.

Ich erstarrte.

Ich hielt die Luft an.

Ich hörte auf zu spielen.

Ohne den Kopf zu drehen, schielte ich von Giovanni zu Brune und Scar und wieder zurück. Gio trug einen Trainingsanzug. Er musterte uns schweigend. Mit diesen Augen. Mit diesem Gesicht. Mit dieser krummen Haltung. Dann begann er, sich zum Rhythmus von Scars Schlagzeug zu bewegen und spielte Luftgitarre, um Brune nachzuahmen. Er lachte. Er lachte und lachte. Und mit einer Selbstverständlichkeit, mit der ich nie gerechnet hätte – warum eigentlich? –, lachten auch meine Freunde. Sie lachten und spielten, als wäre es das Normalste von der Welt, wenn auf einmal ein Junge mit Downsyndrom vor einem steht.

Insgeheim dachte ich (und das dachte ich wirklich!): »Seht ihr nicht, wer das ist? Das ist mein Bruder. Und er hat das Downsyndrom. Wundert ihr euch nicht? Kommt euch das nicht komisch vor? Habt ihr keine Fragen? Macht ihr keinen blöden Witz, um eure Verlegenheit zu überspielen? Woher nehmt ihr bloß diese Ungerührtheit und Lässigkeit? Wieso wundert ihr euch nicht, dass ich nie vom ihm erzählt habe? Wenn ihr euch schon nicht über ihn wundert, dann doch sicherlich darüber, dass ich ihn euch verheimlicht habe!«

Nein.

Sie wunderten sich nicht.

Sie schauten ihm amüsiert zu und spielten einfach weiter. Wie immer brannte ich vor Scham. Doch dann hörte ich wieder Chiaras Stimme am Abend der *König-der-Löwen*-Aufführung: *Lass ihn doch. Lass ihn doch einfach.* Gio liebte Musik, denn Musik ist Bewegung. Er mochte jede Art von Musik, auch unsere grauenvolle Improvisation.

Er näherte sich Brune und seiner Gitarre und tanzte ein wenig, während mein Freund einen klassischen Rock-Move vollführte: Er schlitterte auf den Knien über den Boden wie Jack Black in dem Film *School of Rock.* Als Nächstes kletterte Gio auf Scars Schoß, der ihn gewähren ließ. Statt Scar schlug nun er die Becken, natürlich nicht im richtigen Rhythmus. Aber da wir ohnehin nicht gerade die beste Rockband der Welt waren, fiel das nicht groß ins Gewicht. Brune und Scar spielten weiter. Gio störte sie nicht. Ich war der Einzige, der aufgehört hatte zu spielen.

Als Gio das merkte, beschloss er, dass es Zeit wurde, mich am Keyboard abzulösen.

Er haute in die Tasten, und rein zufällig kam eine Melodie aus den Noten C-E-F-C im Siebenachteltakt heraus. Brune spielte auf der Gitarre dazu, und Scar hielt mit Pedaltrommel, Tomtom und Snares mit. Ich verstand die Welt nicht mehr. Sie spielten mit meinem Bruder? In diesem Moment fühlte ich mich wirklich wie der letzte Idiot.

Dann übernahm ich wieder.

Gio verschwand.

Eine Minute später kehrte er mit einer seltsamen Kopfbedeckung und jeder Menge Stofftiere zurück. Er tanzte erneut. Brune und Scar lachten jetzt lauthals: aber auf eine nette Art, offen und aus vollem Herzen. Gio ließ die Stofftiere zu unserem Song tanzen und bewarf Scar damit, der sie mit seinen Drumsticks abwehrte, als wären es Baseballschläger. Anschließend war Brune dran, der begann, quer durch den Keller zu rennen, ohne sein Spiel einzustellen – verfolgt von Gio, der versuchte, ihn mit einem T-Rex zu treffen.

Die Musik tat, was sie am besten kann: Unterschiede einebnen. »Vor zwei Lautsprechern sind wir alle gleich!«, dachte ich. Denn die Musik erfasst den Körper und der Körper reagiert. Brune hatte die Zunge rausgestreckt, Scar headbangte, ich hatte die Augen geschlossen und ließ die Schultern zucken, während Gio mit Stofftieren warf und tanzte.

Erst später, als wir uns verabschiedeten, redete ich mit Scar und Brune. Und erzählte ihnen alles: Von Gio und dem damaligen Vorfall mit der Röhre. Dass ich Angst gehabt hatte, ihnen Gio vorzustellen, Angst, seinetwegen von ihnen verurteilt zu werden. Woraufhin sie mich zurecht als Idiot bezeichneten.

∽◌∾

Unseren ersten Song nannten wir *Little John*.

∽◌∾

Eines Nachmittags, Anfang September, ging die ganze Familie Mazzariol zu einer Aufführung, bei der auch Giovanni auftreten würde. Gio hatte keine Angst mehr vor Publikum und auch nicht davor, auf die Bühne zu gehen, wie damals im Kindergarten. Er hatte sich überreden lassen, bei einer Theatergruppe mitzumachen, deren Mitglieder Menschen mit Behinderung waren. In diesem Jahr führten sie *Theseus und der Minotaurus* auf: eine Möglichkeit, über unser Gesellschaftslabyrinth nachzudenken, in dem sich vor allem Menschen, die anders sind, eingeschlossen fühlen. Gio hatte ein paar Sätze Text. An einen davon kann ich mich noch besonders gut erinnern: Als ihn ein Typ mit weißem Bart fragte, was er auf seine Reise nach Kreta mitnehmen wolle, lautete Gios Antwort: »Chips und Cola.«

Das entsprach nicht gerade dem Originaltext.

Beim anschließenden Empfang wurde bei einem Glas Limonade und Salzgebäck ausgiebig über Begabungen und Behinderungen geredet – darüber, wer was konnte und was nicht: Ich kam mir vor wie in einem Pokémon-Club.

»Und was kann deiner?«

»Meiner kann rollen. Und deiner?«

»Meiner bewegt den rechten Arm wie ein Hammer.«

»Oh! Wenn du wüsstest, was meiner macht, wenn er wütend wird …«

Während ich winzige Würstchen in Blätterteig auf meinen Teller häufte, trat ein etwa zwanzigjähriger Mann mit Downsyndrom neben mich (wobei es nicht einfach ist, das Alter von Menschen mit Downsyndrom zu schätzen: Sie sehen aus wie vorzeitig gealterte Kinder).

»Hallo, ich bin Davide«, sagte er, den Mund voller Chips.

»Hallo, ich bin Giacomo.« Ich gab ihm die Hand.

»Ich hab das Downsyndrom. Und du?«

»Ich … äh, nein, nichts. Ich … ich bin wegen meinem …« Ich wollte gerade auf meinen Bruder zeigen, als er mich unterbrach.

»Nichts? Ach, komm schon! Das kann doch gar nicht sein. Alle sind behindert. Sogar Tommy, der war auch behindert. Siehst du den Typen da im Garten?« Er zeigte auf einen anderen jungen Mann mit Downsyndrom, der sich mit dem Rasen unterhielt.

»Ja.«

»Tom hatte das Downsyndrom, aber jetzt ist er geheilt.«

»Wie das?«

»Wegen der Karotten, die er gestern gegessen hat, sagt er. Und ich glaube ihm.«

»...«

»Aber zurück zu dir. Es gibt doch bestimmt irgendwas, was du nicht kannst.«

Ich überlegte einen Moment und sagte: »Ich kann nicht bügeln.«

»Aha!« Er grinste. »Das Bügelsyndrom.« Er senkte seine Stimme. »Besser, man hat das Downsyndrom als das Bügelsyndrom.«

»Warum?«

»Wie, warum? Bekommst du finanzielle Unterstützung?«

»Nein.«

»Ich schon. Der Staat zahlt, weil ich das Downsyndrom habe, und ich muss nichts dafür tun, verstehst du? Ich bekomme Geld, einfach weil es mich gibt. Menschen mit Downsyndrom sind die Zukunft.«

»Na ja, ich glaube nicht, dass ...«

»Ich muss nicht arbeiten. Meine Mutter macht mir immer noch die Wäsche, weil sie glaubt, dass ich das nicht kann. Ich werde überallhin gefahren und muss keinen Führerschein machen. Ich muss mir auch keine Wohnung suchen, weil meine Eltern mich für immer bei sich haben wollen, zumindest im Moment. Das würde dir bestimmt auch gefallen, was?«

»Nun, ich muss zugeben, das klingt verlockend.« Ich lächelte.

»Andererseits ...«

»Ja?«

»Andererseits habe ich eine schlimme Zeit hinter mir, Matteo.«

»Ich heiße Giacomo.«

»Ja, Giacomo. Ich hab eine Zeit hinter mir, Giacomo, in der ich mit Bänken, Stühlen und Büchern beworfen wurde. In der Oberschule. Sie haben mich Monster genannt, Idiot, Mongo, Affe. Sie haben mich gehasst. Wenn sie gewusst hätten, dass ...«

»Was denn?«

»Dass ich dadurch nur gelernt habe, mich selbst zu lieben ... Ich danke Gott, dass ich nicht so geworden bin wie die. Die hat es deutlich schlimmer getroffen, denn die sind ohne Herz geboren worden. Insofern bin ich meinem Extrachromosom richtig dankbar. Wo ist es gleich wieder, dieses Extrachromosom?« Er sah an sich herab.

»Im Zellkern der ...«

»Ah, jetzt weiß ich's wieder. Hier!« Er zeigte auf eine Stelle zwischen Herz und Leber. »Ich bin froh, dass ich so bin, wie ich bin.« Er fuhr damit fort, den Finger gegen seinen Pulli zu pressen. »Ich bin froh über meinen Charakter, meine Freunde, meine Familie und das Leben. Wir alle gehören zum Leben.« Er machte eine weit ausholende Geste. »Und das Leben ist das Einzige, das aus dem Nichts entsteht. Es kann die verschiedensten Formen annehmen: die einer Blume, eines Rehs, eines Steins ... Nein, eines Steins nicht. Andererseits ... wenn man sie wirft, bewegen sich auch Steine. So gesehen ... Aber die eines Rehs auf jeden Fall, die von Davide, Giacomo, Filippo, Laura und die von einem Lied von Battisti ...«

Ich lächelte ihm zu.

»Klar, Wissenschaftler werde ich wohl nicht«, gab er zu. »Aber dafür kann niemand so gut Muffins backen wie ich.«

»Du kannst Muffins backen?«

»Ja.«

»Blaubeermuffins?«

»Ja.«

»Hast du welche mitgebracht?«

»Da!« Er zeigte auf einen Tisch zu meiner Linken. Wir gingen hin, und ich kostete einen. Es war der beste Muffin, den ich je gegessen hatte. Und ich *liebe* Blaubeermuffins!

Mein Handy klingelte. Arianna war dran. Bestimmt war sie aus Apulien zurückgekehrt. Vielleicht wollte sie mich ja treffen, bevor die Schule anfing? Ich zog mich in eine Ecke des Pokémon-Clubs zurück, entfernte mich von dem Chaos, um ihre Stimme besser hören zu können. Von dort aus sah ich zu, wie mein Bruder mit seinen Freunden spielte. Ja, ich wollte es ihr sagen. Meinen Bruder vor Augen, wollte ich Arianna von ihm erzählen.

»Arianna?«

»Jack, ich muss dir was sagen …«

»Ich auch.«

Gio spielte Blinde Kuh. Das war der Moment. Sein Lächeln gab mir Kraft.

»Okay«, sagte Arianna. »Du zuerst!«

Aber in ihrer Stimme lag eine seltsame Anspannung, sodass ich verneinte: Sie habe mich schließlich angerufen, also sei sie zuerst dran.

»Ich werde umziehen, Jack«, sagte sie. »Ich geh von hier weg.«

8
SPACK FRUSH SNAP

Arianna zog nach Mailand. Ein spontaner Entschluss, der etwas mit dem Job ihres Vaters zu tun hatte. Und so kam es, dass wir uns trotz eines gemeinsamen Cafébesuchs im Zentrum – für mich einer der traurigsten Momente in meinem Leben –, trotz zahlreicher Telefonate mit vielsagenden Pausen, unausgesprochenen Gefühlen und abgewürgten Sätzen und trotz ständiger Beteuerungen, uns gegenseitig zu besuchen, erst nach Monaten wiedersahen. Ich hatte es immer noch nicht geschafft, ihr von Gio zu erzählen. Aber das war kein Thema, das man am Telefon oder inmitten von Umzugskartons besprechen konnte.

❧

Doch dann überstürzten sich die Ereignisse, und zwar an Karneval.

❧

Am Sonntag, dem 19. Februar, wachte ich später auf als sonst, wusste aber, dass ich Giovanni für diesen Tag versprochen hatte, mit ihm zum Karnevalsumzug zu gehen. Er war dermaßen aufgeregt, dass er mich nur deshalb nicht schon im Morgengrauen weckte, weil meine Eltern ihm erklärt hatten, dass ich mein Versprechen eher halten würde, wenn er mich ausschlafen ließe.

Wir gingen gleich nach dem Frühstück in den Keller, um in der Kiste zu wühlen, die bei uns in der Familie nur »Die wilde Kiste« heißt: eine Riesentruhe, in die wir alles werfen, was sich zum Verkleiden oder für anderen Unsinn eignet. Ich nahm eine blonde Perücke, einen Hexenhut, rosa Leggins und eine Clownsnase heraus. Er eine blaue Perücke, eine grüne Hose mit Drachenschwanz, ein rotes Torero-Jäckchen und Elfenohren. Dazu trug er seine orangefarbene Jacke, die selbst schon als Verkleidung durchgeht.

Gegen zehn verließen wir das Haus und gingen zum Hauptplatz von Castelfranco. Dabei lasen wir sämtliches noch intaktes Konfetti auf, das wir finden konnten. Es gibt nichts Traurigeres als Konfetti, das am Straßenrand vor sich hingammelt und nur darauf wartet, vom Regen in die Kanalisation gespült zu werden. Man muss sich das mal vorstellen: Da wird es entworfen, gestanzt und wartet in seinem Plastikgefängnis Monate, ja Jahre auf seinen Einsatz, nur um dann höchstens drei Sekunden in der Luft zu bleiben und anschließend zertrampelt zu werden, bevor die Straßenkehrer kommen. Giovanni und ich konnten das nicht mitansehen. Wir sammelten drei ganze Tüten voll, besser gesagt, *ich* sammelte drei ganze Tüten voll. Gio steckte es sich lieber in die Taschen, in die Ohren, in die Nase und überallhin sonst, wo noch ein Konfetti Platz fand.

Nach einer Viertelstunde erreichten wir den Platz.

Dort herrschte ein Riesengetümmel, fast ganz Castelfranco war da. Alle paar Minuten traf ich einen Freund, einen Mitschüler oder Eltern von Mitschülern, die ich begrüßen musste. Und das taten wir auch – ich, meine blonde Perücke, meine rosa Leggins und Giovanni.

Alle zusammen.

Ohne jede Scham.

Das war etwas, das man nicht erklären kann, das einfach so passiert.

Denn was Giovanni angeht, hatte sich seit unserer Rückkehr vom Campingplatz, seit Brune und Scar mit mir im Keller Musik gemacht hatten, seit ich es fast geschafft hatte, mich Arianna anzuvertrauen und seit ich ihn nicht mehr in die Downsyndrom-Schublade steckte, sondern ihn so nahm, wie er war – etwas, das mein Vater mir schon viele Jahre zuvor hatte nahebringen wollen, als ich das Buch mit dem blauen Einband entdeckt hatte –, so einiges getan. Als Gio dann eines Nachmittags in unser Zimmer gestürmt war und mich gebeten hatte, ihn zum Karnevalsumzug zu begleiten – wir zwei, beide verkleidet, gemeinsam unter Leuten –, hatte ich es auf einmal völlig normal gefunden zu sagen: »Ja, klar.«

»Schau mal!«, rief Gio unterwegs und zog etwas aus einer Jackentasche.

»Was ist das?«

»Karten.«

»Wofür?«

Er reichte sie mir, damit ich lesen konnte, was draufstand: Es waren Karten für den Rummelplatz. »He, super! Wo hast du die denn her?«

»Das ist geheim«, sagte er.

Geheim, aha! Anscheinend stammen Karten für den Rummelplatz aus geheimen Quellen. Vielleicht wurden sie auch heimlich auf dem Pausenhof gehandelt. Noch dazu welche fürs Karussell und den Autoscooter, die auf dem Schwarzmarkt ganz besonders schwierig zu bekommen sind. Nicht, dass das für Gio irgendeine Rolle gespielt hätte: Für ihn war ein Kinderkarussell genauso amüsant wie ein Fahrgeschäft, das rauf und runter fährt und sich dabei wie verrückt um die eigene Achse dreht.

Karneval auf dem Hauptplatz, das hieß vor allem Lärm: ein Song von The Prodigy in voller Lautstärke, dazu das Brummen der Zuckerwattemaschine, Anfeuerungsrufe im Dialekt, wildes Getrommel auf den Umzugswagen und das Gelächter von Kindern, die sich mit Konfetti bewarfen, als wären es Schneebälle. Bevor wir den Platz betraten, schauten wir noch in der Eisdiele vorbei. Für Gio war die Eisdiele so was wie eine Mautstation: Kaufte man nicht vorher ein Eis, war der Zutritt zum Platz verboten.

Als wir dann endlich zwischen Goblins, Feen und Superhelden standen, zwischen Frauen, die Männer, und Männern, die Frauen waren, zwischen misslungenen Transformers, Pokémon und Winx, fühlte ich mich wie befreit: genau wie beim Campingurlaub inmitten von Deutschen, nur dass ich diesmal meinen täglichen Schulweg genommen hatte. Ich war in meiner Heimatstadt. Zum ersten Mal schaffte ich es, meine guten Vorsätze in die Tat umzusetzen, und war einfach nur ich selbst.

❧❧

Nach vielen Jahren konnte ich endlich wieder mit Gio Spaß haben.

Erst verlor ich ihn im Spiegellabyrinth, und als ich dort endlich wieder herausfand, indem ich den klebrigen Tapsern folgte, die er auf den Spiegeln hinterlassen hatte, war er bereits von der Menge verschluckt worden. Ich fuhr die Ellbogen aus und bahnte mir einen Weg zwischen Zombies, Cowboys und Ballerinas hindurch. Wo konnte er bloß stecken? Was konnte sein Interesse geweckt haben? Panik stieg in mir auf. Es war das erste Mal, dass ich zu so einem Anlass allein mit Gio unterwegs war, und meine Eltern hatten mir eingeschärft, seine Hand niemals loszulassen. Ich musterte die blinkenden Schilder über den Köpfen der Passanten. *Star Wars*? Nein, zu komplex. Eine riesige Frau, aus deren Brüsten weißer Schaum spritzte? Nein, noch zu früh. Das *Shrek*-Karussell? Das lag durchaus im Bereich des Möglichen. Keuchend kam ich dort an und überflog Gesichter, Jacken und Frisuren schneller als jeder amerikanische Spionagesatellit. Zu meiner großen Erleichterung entdeckte ich ihn rittlings auf der Figur von Esel. Ein freundlicher junger Mann stützte ihn, damit er nicht runterfiel. Ich rief Gios Namen, er sah mich, freute sich und umarmte vor lauter Begeisterung den jungen Mann, der ihn festhielt, woraufhin der ihn ebenfalls umarmte.

Beim Angelspiel fischte Gio nicht nach den Plastikschwänen, die man brauchte, um Punkte zu sammeln und einen Preis zu gewinnen, sondern angelte direkt den Preis heraus, den er haben wollte: ein Stoffzebra. Der Besitzer schrie ihn zunächst an, überlegte es sich dann aber anders und ließ ihm das Zebra – nicht ohne zu sagen, dass ihm so was ja noch nie passiert sei.

Als Nächstes zog Gio heimlich den Stecker des Box-Automaten – entweder als Akt von Vandalismus oder zur Unterstützung des Weltfriedens. Anschließend entdeckte er ein Kind, das als Dinosaurier verkleidet war, und stürzte sich derart heftig darauf, dass es hinfiel. Irgendwann hatten wir die geniale Idee, uns einen Riesenbecher Popcorn zu kaufen, bevor wir das Riesenrad nahmen. Der entglitt ihm ausgerechnet, als wir ganz oben waren: Die Passanten freuten sich kein bisschen. Dank unserer Gratiskarten fuhren wir x-mal Autoscooter. Anschließend stürzte sich Gio wutentbrannt auf den Kartenabreißer und beschwerte sich, man sei viel zu oft in uns reingefahren.»Das macht man nicht!«, empörte er sich und wackelte mit dem Zeigefinger. Dann entdeckte er ein als Fee verkleidetes Mädchen. Da er nicht wusste, wie er sie ansprechen sollte, kam er auf die Idee, ihr ein Bein zu stellen, damit er ihr wieder aufhelfen konnte.

Auf diesem Fest der Freiheit, bei dieser Rückkehr zum Wesentlichen, begannen wir zu einem Song von U2 wie wild zu tanzen. Machten sich die Leute lustig über uns? Ach, egal. Wie hatte Davide, der Zwanzigjährige mit Downsyndrom und den besten Blaubeermuffins der Welt so schön gesagt? *Wer uns nicht mag, sorgt nur dafür, dass wir uns umso mehr mögen.*»Worüber machen sich die Leute denn lustig? Über Dinge, die sie nicht verstehen und vor denen sie sich fürchten. Und außerdem muss man sich nur mal anschauen, was Bono alles erreicht hat!«, dachte ich.

Gio war das egal. Für ihn waren Leute, die über ihn lachten, einfach nur Leute, die *neben* ihm lachten, und er ließ sie gewähren. Denn er lachte definitiv am meisten.

༄༅༄

An diesem Tag erfanden wir unser eigenes Begrüßungsritual. Im Grunde bestand es aus einem High five – *spack* –, gefolgt von einem Aneinandergleiten der Handflächen – *frush* – und einem Schnippen mit Daumen und Mittelfinger – *snap*.

༄༅༄

Am selben Tag geschah es auch, dass ich auf dem Heimweg bei Sonnenuntergang hörte, wie jemand meinen Namen rief.

Es war Arianna.

Unverkennbar Arianna, eingehüllt in ihren Anorak und ihren typischen Duft.

Ich traute meinen Augen kaum. Sie hatte Kopfhörer auf,

die sie jetzt abnahm. Ich setzte meinen Hexenhut und meine blonde Perücke ab, doch die rosa Leggins ließ ich an.

»Hey!«, sagte ich, ganz überwältigt von meinen Gefühlen.

»Hallo.«

»Du hier?«

»Ja.«

»Meine Güte ... Warum hast du mir nicht Bescheid gegeben?«

»Ich hab dir eine SMS geschickt.«

»Wann denn?«

»Heute Morgen.«

Ich wühlte in meiner Jackentasche nach dem Handy. Tatsächlich, sie hatte mir eine SMS geschickt. Doch in all dem Chaos mit Giovanni hatte ich ganz vergessen, dass ich so etwas wie ein Handy besaß. »Stimmt. Entschuldige. Und, wie geht es dir?«

»Gut. Und dir?«

»Gut.«

Es war Arianna, dieselbe Arianna wie früher. Sie hatte zwar ein neues Augenbrauenpiercing und vielleicht auch Tätowierungen, die ich wegen ihres Anoraks nicht sehen konnte. Trotzdem war es eindeutig sie. Irgendwann ließ meine Starre nach und ich konnte mich wieder bewegen. Auch das Blut begann wieder, in meinen Adern zu zirkulieren. Da machte ich einen Satz nach vorn, als hätte mich bisher jemand an der Jacke festgehalten, und umarmte sie. Ich schloss die Augen und verschränkte meine Arme mit ihren. Während ich sie umarmte, sog ich ihren Duft ein. Wie sehr ich mich nach ihm gesehnt hatte! Er fehlte mir am allermeisten, mehr als alles andere. Ihr Duft löste eine Synästhesie in mir aus – etwas, das ich gerade gelernt hatte und daher wiedererkannte: Die Wahrnehmung ihres Dufts war mit weiteren Sinneswahrnehmungen gekoppelt. Ich spürte etwas, das bei den Füßen begann, so als würde mir gerade jemand drauftreten, um sich dann bis in den Bauch auszubreiten, der sich auf einmal zusammenzog. Das Gefühl lastete schwer auf mir und schmeckte nach Popcorn. Arianna hatte wirklich eine seltsame Wirkung auf mich. Bis es sich noch weiter ausbreitete und ...

Wir ließen uns los.

Gio tauchte auf, der versucht hatte, sich zwischen uns zu drängen.

»Oh, und wer bist du?«, fragte Arianna.

Ich holte tief Luft. »Das ist ... mein Bruder ...«

Arianna sah mich an und grinste, als hätte ich soeben einen Witz gemacht.

»Nein, im Ernst.«

»Ach, Quatsch, du hast keinen kleinen Bruder!«

»Oh doch, ich ...«

»...«

»...«

»Seit wann denn das?«

»Seit immer.«

»Nein, du nimmst mich auf den Arm.«

»Nein, ich nehm dich nicht auf den Arm.«

Arianna sah erst Gio an und dann mich. Anschließend erneut Gio und wieder mich. Ihr blieb der Mund offen stehen, aber nur ganz leicht.

»Das ist eine lange Geschichte«, sagte ich.

»Wie heißt du?«, wollte Arianna von Gio wissen.

Er antwortete, doch sie verstand ihn nicht.

»Giovanni«, sagte ich.

»Hallo, Giovanni«, sagte Arianna.

»Und wie heißt du?«, fragte er.

»Arianna.«

»Und ich bin Giacomo«, sagte Gio. Lachend gab er ihr die

Hand, um eine Sekunde später einer Katze nachzurennen, die er von einem Baum hatte springen sehen.

Arianna und ich setzten uns auf eine Bank: Wir hatten uns viel zu erzählen.

Wir redeten lange über Gio, darüber, warum ich es in der Mittelstufe nicht geschafft hatte, ihr von ihm zu erzählen. Und als ich glaubte, alles gesagt zu haben, redeten wir über Mailand, darüber, wie anders es dort war. Über die neue Schule, die neuen Klassenkameraden. Die ganze Zeit über spürte ich, dass zwischen uns derselbe leuchtende Konfettistrom herrschte, den ich sooft bei meinen Eltern beobachtet hatte. Dann stieß Giovanni wieder zu uns, der irgendetwas spielen wollte. Eine gefühlte Ewigkeit spielten wir Fangen, bis sowohl sie als auch ich außer Atem war. Ehrlich gesagt war ich der Erste, der sich geschlagen gab, und Gio, der sich in diesem Moment bereits für etwas am anderen Ende des Parks interessierte, nahm Arianna an der Hand und zog sie mit sich fort. Arianna folgte ihm. Als ich die beiden Hand in Hand sah, war mein innerer Kampf beendet. Es war kein Kampf mit blauen Augen, gestohlenen Autos, Handgranaten, Banküberfällen und Messern gewesen. Es hatte auch keine Special Effects gegeben. Er hatte sich einzig und allein in meinem dreizehn Zentimeter großen Herzen abgespielt, innerhalb seiner Grenzen. Schläge waren, wenn überhaupt, gegen meine Haustür ausgeteilt worden, weil ich das Gefühl gehabt hatte, ein Scheißbruder zu sein. Und Bomben waren höchstens in meinem Bauch explodiert, wenn irgendjemand das Wort »Mongo« als Schimpfwort benutzt oder sich über Menschen mit Downsyndrom lustig gemacht und ich nichts dagegen unternommen hatte. Aber in diesem Augenblick, an diesem 19. Februar, begriff ich, dass es vorbei war. Dass ich es irgendwie geschafft hatte.

Ich rief Mama an und bat sie, Giovanni abzuholen, damit

ich noch ein bisschen mit Arianna allein sein und zusehen konnte, wie die Sonne hinterm Rummel unterging.

Wir blieben, bis es dunkel wurde.

Ein Satz ist mir von unserem Gespräch ganz besonders in Erinnerung geblieben: »Es kommt nicht mehr darauf an, was du in der Vergangenheit getan hast, sondern nur noch darauf, was du heute und in Zukunft tust.« Es klingt banal, ich weiß, aber ehrlicherweise war es in diesem Moment einfach der perfekte Satz, der unbedingt gesagt werden musste.

Während ich ihrem Mund beim Sprechen zusah, musste ich daran denken, wie lange es wohl dauern würde, bis wir uns wiedersahen. Am liebsten hätte ich sie an mich gezogen und so geküsst, dass unsere Lippen für immer miteinander verschmolzen wären.

Doch ich tat es nicht. Stattdessen verabschiedeten wir uns an diesem Tag im Schatten einer ziemlich vertrockneten Kiefer, und zwar mit einer Umarmung: ich in rosa Leggins und mit einer blonden Perücke in der Hand, und sie mit ihrem neuen Piercing.

Das ganze Leben noch vor uns.

Wenn ich die Augen schließe und an diese Umarmung denke, spüre ich ihre Wärme noch heute.

❧

Damit endete mein erstes Jahr auf dem Gymnasium: damit, dass ich meinen Bruder wiederfand, und mit jeder Menge neuer Eindrücke. Eine leichte Euphorie ließ mich jeden Morgen beschwingt aufstehen, als wäre das Leben erneut so was wie … wie unsere »wilde Kiste«.

Vitto hatte sich fürs humanistische Gymnasium entschieden, ich fürs naturwissenschaftliche, aber unsere Klassenzimmer lagen nah beieinander, da beide Gymnasien in einem

Gebäude untergebracht waren. Wir sahen uns also nach wie vor häufig. Ich hatte auch neue Freunde gefunden, zwei Klassenkameraden namens Pippo und Poggi, mit denen ich meine Weltsicht teilte, die sich in etwa so zusammenfassen lässt:

a) Immer im Trainingsanzug zur Schule gehen.
b) Geld verachten und lieber Tauschhandel pflegen.
c) Gemütlich vor sich hinmüffeln.
d) Ein Tag ohne Musik ist ein verlorener Tag.
e) *Nie* heute besorgen, was man auch auf morgen verschieben kann.
f) Nach der Schule erst mal gemütlich eine rauchen.
g) Häufigster Satz: Kannst du mir einen Stift leihen?

Die Zeit neben den Nachmittagen mit Pippo und Poggi, dem Basketballtraining, Vitto, den Proben mit Brune und Scar und den Stunden, in denen ich meine Hausaufgaben hinausschob, um endlose Nickerchen zu machen, nutzte ich denkbar schlecht: Aus irgendeinem Grund hatte ich mich für alle möglichen Kurse eingeschrieben, von denen mir kein einziger gefiel. Aber es war wie eine Mode, eine Art Tick: Kaum wurde ein neuer Kurs angeboten, schrieb ich mich auch schon ein: egal, ob für Volkstanz, Excel, Deutsch, Englisch, autogenes Training, Rhetorik, Erste Hilfe, Verkehrssicherheit oder Umweltschutz. Damals hieß es ständig: »Sorry, aber ich muss jetzt zu meinem Kurs.« Diese verrückte Phase dauerte zum Glück nur ein Jahr, danach hielt ich mich möglichst von der Schule fern.

Auf dem Gymnasium lernte ich die seltsamsten Sachen: Dass man durch die Prüfung fällt, wenn man anderthalb Tage Musik gemacht hat statt zu lernen. Dass man erwischt wird, wenn man die Lateinübersetzung aus dem Internet abschreibt, ohne vorher zu kontrollieren, ob die Lehrerin vielleicht Sätze weggelassen hat. Dass man eine Sechs kriegt, wenn man sich nicht auf die Evolutionslehre vorbereitet hat und sich damit rausreden will, man sei Kreationist – selbst wenn man erklären kann, was Kreationismus ist. Dank Pippo und Poggi lernte ich auch, dass eine Party toll sein kann, ohne dass man ständig Fotos davon auf Facebook einstellen muss. Ich entdeckte das Kaffeetrinken für mich und in den Heften und Kalendern meiner Klassenkameraden Sätze, die mich nachhaltig beeindruckten, wie »Es reicht nicht, groß zu sein. Man muss auch Größe zeigen« oder »Auch eine kaputte Uhr geht zweimal am Tag richtig«.

Ich besuchte ein Konzert der Red Hot Chili Peppers in Mailand.

Ich bekam einen ganz neuen Blick auf das Leben, nachdem ich ein Interview mit Tom Waits gesehen hatte, in dem er sagt:»I'd rather have a bottle in front of me than a frontal lobotomy« (»Lieber eine volle Flasche vor mir als eine frontale Lobotomie«). Vitto, unsere Freunde Hacker, Sapu und ich schwärmten monatelang für etwas, das wir Extremoptimismus nannten – eine Disziplin, die es einfach unmöglich machte, einen Tag ohne Lächeln zu verbringen: Ich schoss beim Korbwurf daneben und war glücklich, schließlich hätte ich dabei auch umknicken und mir den Knöchel brechen können. Ich bekam eine Fünf in Mathe und war glücklich, schließlich hätte ich auch eine Sechs kriegen können.

Solche Sachen.

∾∾∾

Alles drehte sich nur um mich. Alles ging mich etwas an.

Aber vielleicht muss das so sein, wenn man zwischen vierzehn und sechzehn ist.

Das galt auch für Bücher und Filme: Sie halfen mir, Gio, mich selbst und das Leben mit anderen Augen zu sehen.

Das geschah, wenn ich es am wenigsten erwartete, zum Beispiel in der dritten Staffel von *Breaking Bad*, als Jesse Pinkman und Jane mir beibrachten, dass bestimmte Ticks von Giovanni – wie ständig dasselbe wiederholen, mit Stofftieren werfen, tagelang ein und dasselbe Buch lesen –, Ticks, die ich für krank und dysfunktional hielt, von großer Weisheit künden können. In der betreffenden Folge diskutieren Jesse und Jane über die moderne Künstlerin Georgia O'Keeffe, die immer wieder dieselbe Tür gemalt hat. Jesse fragt, was das soll, doch seine Freundin Jane sagt: »Wieso sollten wir denn überhaupt etwas öfter als einmal tun? Sollte ich bloß diese eine Zigarette rauchen? Vielleicht sollten wir nur ein einziges Mal Sex haben, wenn es immer das Gleiche ist. Sollten wir nur einen Sonnenuntergang sehen? Oder vielleicht nur einen einzigen Tag leben? Denn es ist doch jedes Mal was Neues, jedes Mal ist eine neue Erfahrung.«

»Aber … eine Tür?«, sagt Jesse. »Sie wurde also ganz besessen davon und sie musste sie malen. Und zwar rund zwanzig Mal, bis sie perfekt war?«

»Nein, das würde ich nicht sagen, nichts ist perfekt«, erwidert Jane. »Diese Tür war ihr Zuhause, und sie hat ihr Zuhause geliebt. Für mich ging es ihr darum, dieses Gefühl festzuhalten.«

So wie die O'Keeffe ihre Haustür geliebt hat, so liebte es Gio, mit Stofftieren zu werfen und sich jeden Tag dieselben Bücher mit denselben Dinosauriern anzuschauen. Das tat er immer wieder, um dieses Gefühl festzuhalten. Genau wie meine Mutter sich immer wieder das Video anschaut, das zeigt, wie ich Fahrradfahren lerne. So einfach ist das.

❧❧❧

Das Leben mit Gio war ein ständiges Hin und Her zwischen Gegensätzen, zwischen Spaß und Genervtheit, Handeln und Nachdenken, Unvorhersehbarkeit und Vorhersehbarkeit, Naivität und Genialität, Ordnung und Unordnung: Gio, der sich zu Boden wirft und so tut, als wäre er gestolpert. Gio, der jede Handlung erst mal aufschreibt, bevor er sie ausführt. Gio, der eine Schnecke vor Oma rettet, die sie kochen will. Gio, der auf die Frage »Was hab ich da in der Hand? Einen echten Wolf oder ein Stofftier?« sagt: »Ein echtes Stofftier.« Gio, der Mädchen ein Bein stellt, damit er ihnen wieder aufhelfen, ihnen über die Wange streichen und fragen kann: »Hast du dir wehgetan?« Gio, für den es in Afrika Zebras gibt, in Amerika Büffel, in Indien Elefanten, in Europa Füchse, in Asien Pandas und in China … Chinesen. Begegnet er Chinesen, lacht er und macht Schlitzaugen, obwohl er selber welche hat. Gio, für den die größte Streitfrage darin besteht, ob der T-Rex ein Fleisch- oder Pflanzenfresser war. Und für den alte Frauen Schlaffis sind, was er jeder, der er begegnet, ungefragt mitteilt. Gio, der das Schild »Rasen betreten verboten« beherzt umdreht … und den Rasen anschließend betritt. Gio, der auf die Bitte, das Telefon zu holen und Papa zu fragen, ob er Suppe will, zu Papa geht und ihn fragt, ob er das Telefon will. Gio, der behauptet: »Das kann ich selbst!«, und einen wegschickt, dabei aber so verunsichert klingt, dass man ganz genau weiß, dass er sich damit nur Mut machen will. Gio, der nicht versteht, warum ihm sein Schatten folgt, und der sich immer wieder abrupt umdreht, um zu gucken, ob er noch da ist.

Gio war alles Mögliche, aber vor allem befreiend. Er besaß sämtliche Freiheiten, die ich auch gern gehabt hätte.

Gio war wieder mein Superheld, der nie aufhören würde, mich zu verblüffen.

❧❧

Einige Jahre später kam Gio in die Küche und zeigte mir eine Zeichnung, die er in Kunst gemacht hatte. Ich konnte sie zunächst nicht sehen, weil er sie mir so überreichte, dass ich nur die Rückseite mit der Aufgabenstellung und der Note vor mir hatte: *Zeichne den Krieg. Note: Sehr gut.* Das feierten wir mit unserem *spack frush snap.* Dann drehte ich das Blatt um. *Giovanni Mazzariol, Mädchen auf einer Bank, das allein Eis isst, 210 × 297 mm, Pastellkreide auf Papier (das eindeutig einem Freund geklaut wurde), Sammlung Mittelschule Giorgione, zeitlich befristete Leihgabe an die Stiftung Mazzariol.*

Ich sah mir die Zeichnung an, verstand aber rein gar nichts: Man hatte ihn gebeten, ein Bild über den Krieg zu malen, und er hatte ein Mädchen mit einem Eis in der Hand hingekritzelt. Ich sagte erst mal nichts, aber nachdem Gio den Raum verlassen hatte, meinte ich zu meiner Mutter: »Also – die schmeißen ihm die guten Noten ja total nach.«

»Sieht ganz so aus«, pflichtete mir Alice bei.

Unsere Mutter wollte wissen, warum.

»Warum? Weil diese Zeichnung überhaupt keinen Sinn ergibt. Sie hat rein gar nichts mit Krieg zu tun, und trotzdem hat er eine Eins bekommen.«

Damit war das Gespräch beendet.

Am selben Abend hatte ich aus irgendeinem Grund große Lust, nachzudenken und zu schreiben. Ich griff zu meinem Tagebuch. Auf dem Einband prangte folgender Satz von mir: »Was mir am meisten Angst macht: ein weißes Blatt. Was mir am meisten Freude macht: ein weißes Blatt.« Dieses Tagebuch wusste mehr oder weniger über mein ganzes Leben Bescheid. Er war eine Art Vitto im Taschenformat. Als ich loslegen wollte, sah ich Gios Zeichnung auf dem Nachttisch liegen, die er mir nach dem Mittagessen gezeigt hatte. Wieder fragte ich mich, wie er es bloß geschafft hatte, ein »Sehr gut« dafür zu bekommen: für diese grobe Skizze, die noch dazu das Thema verfehlte. Ich versuchte, ihre Farben und Formen zu interpretieren – Fehlanzeige. Doch ich spürte, dass mehr dahintersteckte – etwas, das sich mir entzog. Warum dieses Mädchen? Warum das Eis? Warum allein? Warum so traurig, ganz am Ende der Bank? Was wollte er damit sagen?

Es wäre ein Leichtes gewesen, die Sache als eine von seinen Spinnereien abzutun.

Es wäre ein Leichtes gewesen, anzunehmen, er habe das Thema nicht kapiert.

Doch da fiel mir ein, dass er meine frühere Lehrerin hatte. Die pflegte ihre Noten stets im Hausaufgabenheft ihrer Schüler zu begründen, und zwar Bild für Bild. Ich stand auf, holte Gios Ranzen und zog sein Kunstheft heraus. Auf der letzten Seite prangte ihre Bewertung:

Bei der Aufgabe, den Krieg darzustellen, haben alle Schüler Gewehre, Kanonen, Bomben und Tote gezeichnet. Alle bis auf einen: Mazzariol hat sich dafür entschieden, den Krieg auf seine Weise darzustellen: Das Mädchen ist die Freundin eines Soldaten, der in den Krieg gezogen ist. Eis essen (für Mazzariol das Schönste auf der Welt) muss sie jetzt alleine. Auch das ist Krieg: sein Eis alleine essen müssen. (Diese Erklärung stammt von ihm, wir haben sie gemeinsam rekonstruiert). Sehr gut, Mazzariol!

9
MEIN VATER ARBEITET
IM KINDERGARTEN

E s gibt so was wie Karma. Den Beweis bekam ich eines Sommers auf dem Parkplatz eines Kinos – und ja, es stimmt: Die wirklich interessanten Dinge passieren irgendwie immer auf Parkplätzen. Für einen Schüler beginnt der Sommer nicht am 21. Juni, sondern genau eine Sekunde nach dem letzten Läuten der Schulglocke am letzten Schultag. Am Abend dieses offiziellen Ferienbeginns, also am ersten richtigen Sommertag, beschlossen unsere Eltern, Chiara, Alice, Gio und ich, ins Kino zu gehen, um unsere private Sonnwendfeier abzuhalten. Ich weiß nicht mehr, welchen Film wir uns anschauten, aber das war eher nebensächlich: Hauptsache, wir konnten etwas zusammen unternehmen, lachen und uns mit Popcorn vollstopfen.

Wir parkten auf einem der VIP-Parkplätze, wie wir sie zu nennen pflegen, sprich auf einem mit gelber Umrandung für besondere Personen. Ich liebe diese VIP-Parkplätze! Sie sind ein Zeichen des Respekts, den die Gesellschaft Menschen wie Gio entgegenbringt, eine Art goldener Rahmen für ihre Mobilität oder, besser gesagt, für ihre Immobilität. Um einen VIP-Parkplatz benutzen zu dürfen, muss man einen offiziell beglaubigten VIP an Bord haben. Viele andere hätten nämlich auch gern einen VIP-Ausweis, den man hinter die Windschutzscheibe legt, um sein Auto in ein VIP-Fahrzeug zu verwandeln und sich die nervenaufreibende Parkplatzsuche zu sparen. Aber so läuft das nun mal nicht, denn das ist ein Privileg für wenige.

Wir erreichten das Kino, parkten und betraten den Vorführsaal. Dazu muss jedoch gesagt werden, dass wir Mazzariols keine normalen Zuschauer sind. Wir sind die Familie mit dem unkoordiniertesten Gelächter überhaupt: Bei einer Komödie – und wir schauen uns oft Komödien an, weil das die einzigen Filme sind, auf die wir uns alle einigen können – lachen wir nie gleich laut und schon gar nicht an denselben Stellen. Papa lacht über alles, Mama vor allem über Haushaltsunfälle, Chiara nur über subtile Witze, Alice ... keine Ahnung ... vielleicht weil sie eine fuchsiafarben gekleidete junge Frau gesehen hat, die sie an eine bescheuerte Freundin erinnert, ich über Blödsinn, während Gio ... Nun, bisher hat noch niemand richtig verstanden, worüber Gio lacht. Fest steht nur: Egal, was ihn zum Lachen bringt, er lacht dreimal so laut wie wir alle zusammen.

Wenn man dann noch berücksichtigt, dass mindestens einer von uns immer vergisst, sein Handy auszuschalten, futtert wie ein Mähdrescher, durchgeschüttelte Cola-Dosen öffnet, Taschen fallen lässt, Blähungen hat, aufschreit, weil er gezwickt wird, dürfte klar sein, warum die Kassiererin regelmäßig versucht, Papa etwas anderes schmackhaft zu machen, wenn er mal wieder sechs Karten kaufen will: »Es gibt da eine schöne Kirmes«, »Oh, auf dem Hauptplatz stehen übrigens Karussells«, »Heute spielt der FC Giorgione« oder »Wussten Sie eigentlich schon, dass gerade eine neue Eisdiele eröffnet hat?«

An diesem ersten Sommertag gemäß der inneren Uhr von uns Schülern gingen wir auf jeden Fall ins Kino, und wie bereits gesagt, weiß ich nicht mehr, was wir uns anschauten.

Ich weiß ehrlich gesagt auch nicht mehr, was sich alles in der Dunkelheit des Saals abspielte, nur dass es wie immer chaotisch war. Ganz einfach, weil jedes Erinnerungsfitzelchen, das ich noch an diesen Abend habe, dem gilt, was an diesem Abend nach Verlassen des Kinos passiert ist.

Ich weiß noch, dass wir auf dem Weg zum Auto, während wir die Feuchtigkeit und Kälte der Klimaanlage aus dem Kinosaal in der warmen Juniluft ausdampften, in der Ferne zwei Politessen sahen. Sie diskutierten lebhaft mit jemandem, der neben uns auf einem weiteren VIP-Parkplatz geparkt hatte.

»Da scheint jemand verbotenerweise auf einem Behindertenparkplatz zu stehen«, schimpfte Mama.

»Allerdings!«, meinte Papa.

»Manche Leute halten sich wirklich an keine Regel«, bemerkte Chiara.

»Die sind einfach bloß neidisch!«, präzisierte ich und wollte dem vermutlich noch etwas hinzufügen, als ein Junge, anscheinend der Sohn des Paars, das sich gerade mit den Politessen unterhielt, aus dem Auto stieg. Mir fiel die Kinnlade runter. Ich erstarrte und konnte keinen Schritt weitergehen. Ich konnte es einfach nicht fassen und sah genauer hin: Der Junge war in meinem Alter, trug aber einen Rauten-Pullunder, dazu einen grauenvollen Schal und graue Baumwollhosen. Er sah aus, als wäre er vor dreißig Jahren hier vergessen worden oder durch einen Raum-Zeit-Tunnel gekommen. Aber vor allem wie jemand, den ich schon länger nicht mehr gesehen hatte und der für mich mit einer eher anstrengenden Lebensphase verbunden war.

Es war Pisone.

»Was ist?«, fragte meine Mutter und drehte sich zu mir um, weil ich keinen Schritt weiterging. »Oma und Opa warten mit dem Essen auf uns, beeil dich!«

Mit empörtem Schweigen marschierten wir an der Piso-Familie vorbei. Die Piso-Eltern würdigten uns keines Blickes, da sie viel zu sehr in ihre Unterhaltung mit den Politessen vertieft waren. Doch Pierluigi schaute gerade so weit auf, dass wir in sein Gesichtsfeld gerieten und er mich wiedererkannte. Abrupt richtete er sich auf, starrte erst mich, meine Eltern, Alice und Chiara und dann Gio an. Er sah von Gio zu mir und auf seinem Gesicht zeichnete sich alles ab, was ich mir damals auf dem Pausenhof meiner Schule gewünscht hatte: Unsere geballte gute Laune brandete wie eine Flutwelle gegen seine Brille, seine Nase, seine Überzeugung, Bescheid zu wissen, obwohl er in Wahrheit über gar nichts Bescheid wusste.

Mehrere Sekunden sahen wir uns direkt in die Augen und in diesen Sekunden dachte ich:»Nein, eigentlich hasse ich dich gar nicht. Ich wünsch dir auch nichts Schlechtes. Vielleicht sind wir uns einfach nur im falschen Moment begegnet – zwei aus verschiedenen Gründen verängstigte Kinder.« Ich stieg in unser Auto, ließ das Fenster herunter, das dem Piso-Auto direkt gegenüberlag, nahm den Behindertenparkausweis und warf ihn heimlich, präzise wie ein Ninja, in den BMW Pisones.

Die Politessen merkten nichts. Die Eltern Pierluigis ebenso wenig. Aber er sehr wohl.

Es dauerte eine Weile, bis bei ihm der Groschen fiel. Dann beugte er sich ins Wageninnere und rief:»Ich hab ihn, Papa! Da ist er …«

Der Piso-Vater begriff sofort und setzte ein falsches Grinsen auf:»Gott sei Dank!«

»Und wer ist hier behindert?«, fragte eine der Politessen misstrauisch.

Der Piso-Vater murmelte irgendwas.

Die Politessen wollten gerade kontrollieren, ob der Parkausweis tatsächlich der Familie Antonini gehörte, als eine metallische Stimme aus dem Funkgerät kam und krächzend befahl, wegen irgendwas irgendwohin zu fahren. Auf jeden Fall stiegen sie unverzüglich in ihren Wagen, sagten:»Aber das nächste Mal bitte gut sichtbar hinter die Windschutzscheibe legen!«, und fuhren davon. Pisone wartete geduldig, bis sie weg waren, und gab mir den Ausweis anschließend zurück. Seine Eltern waren inzwischen in ihrem BMW verschwunden.

»Danke, Giacomo.«

»Ich hab damit nichts zu tun. Es ist schließlich nicht mein Ausweis. Bedank dich lieber bei ihm!« Ich zeigte auf den VIP.

»Danke ...« Pierluigi gab Giovanni die Hand, der sie zunächst zu beschnuppern schien, bevor er sie ergriff.

Beide lächelten sich an.

జ∧౷

In diesem Sommer trat auf dem Hauptplatz von Castelfranco Moreno auf, ein Rapper, für den Giovanni schwärmte. Wir beschlossen, gemeinsam hinzugehen: er,»Frosch«, der Frosch, und ich. Gio bedrängte mich, schon sechs Stunden vorher da zu sein, damit wir auch ja einen Platz in der ersten Reihe bekamen. Bis auf uns, die Bühne und die Sicherheitsleute war allerdings noch niemand zu sehen. Da Gio nichts Besseres zu tun hatte, begann er, mit ihnen zu spielen: Einen bewarf er mit dem Kopfhörerkabel, einem anderen zog er die Schnürsenkel auf, und bei wieder einem anderen imitierte er das Krächzen seines Funkgeräts, um ihn abzulenken.

Irgendwann packte ich ihn, kniete mich vor ihn hin und forderte eine Erklärung.

»Gio, was machst du da?«

»Ich will da hinten hin.«

»Hinter die Bühne?«

»Ja. Ich will Moreno sehen.«

»Und warum ärgerst du dann seine Sicherheitsleute?«

»Weil ich da hinten hinwill.«

»Und wie genau stellst du dir das vor? Dass du dich von den Sicherheitsleuten festnehmen lässt, um hinter die Bühne zu kommen?«

»Ja, genau ...« Er klopfte sich auf die Schulter, hochzufrieden mit seiner genialen Idee.

»Du, wenn du die Sicherheitsleute nervst, werden sie dir kaum erlauben, Moreno zu begrüßen. Du musst dir was anderes überlegen.«

Meine Worte gaben Gio schwer zu denken, und er begriff, dass er eine andere Lösung finden musste. »Falsch«, sagte er und machte ein nachdenkliches Gesicht, wobei er sich murmelnd am Kinn kratzte. Dann rief er: »Ich hab's!«, und tippte sich gegen die Schläfe: Es war also nicht nur irgendeine Idee, sondern ein Geniestreich!

Er lief auf die Absperrung zu, beugte sich vor und duckte sich wie ein Geheimagent. Direkt vor ihm standen zwei Sicherheitsleute, von denen er aus seiner Perspektive nur die Schuhe sah. Anscheinend glaubte er, die Wachen würden, weil sie ihre Füße nicht bewegten, schlafen oder das Bewusstsein verloren haben, denn auf ein Signal hin, das er sich selbst gab, presste er »Frosch«, den Frosch, an sich und wand sich unter der Absperrung hindurch. Nach einer halben Drehung landete er auf dem Fuß einer der riesigen Kerle, der ihm freundlich aufhalf, um ihn mir lächelnd zu übergeben.

»Und, wie ist es gelaufen?«, fragte ich und setzte ihn wieder ab. »Hat's funktioniert?«

»Fast. Ich war fast da. Hilfe, Jack! Hilf mir.«
Wie konnte ich ihm helfen? Ich hatte kein Geld, um die
Sicherheitsleute zu bestechen. Da zog Gio seine Lieblings-
spielzeugfigur aus der Tasche, tippte sich gegen die Schläfe
und schlug vor, es damit zu versuchen. Das sei seine beste
Spielfigur! Ein T-Rex, der im Dunkeln leuchte! Er habe ein
Jahr gebraucht, um ihn zu kriegen. Er setzte ein Gesicht auf,
das traurig und rührend zugleich war. Als ich das sah, sagte
ich: »Wieso sind wir da nicht schon früher draufgekommen ...« Diesmal tippte ich mir gegen die Schläfe.

Ich bat einen der Sicherheitsleute, seinen Vorgesetzten
zu rufen. Er wollte wissen, warum, ob wir vielleicht Hilfe
bräuchten. Nein, sagte ich, es gebe kein Problem, es sei eine
Privatangelegenheit, die wir nur mit seinem Vorgesetzten
diskutieren könnten. Obwohl er misstrauisch war, willigte
der Kerl ein, ihn zu rufen. Wenige Minuten später tauchte
ein echter Riese auf, eine Art nordische Heavy-Metal-Ver-
sion von Bud Spencer. Freundlich fragte er, was er für mich
tun könne. Ich erklärte ihm, dass nicht ich etwas brauche,
sondern er: Ich hob Gio hoch, der sein traurigstes, rührends-
tes Gesicht aufsetzte – eines, das so traurig und rührend war,
dass er damit sogar das Herz der Eiskönigin zum Schmelzen
gebracht hätte.

»Folgendes«, sagte ich. »Er würde Moreno einfach un-
heimlich gern mal persönlich treffen. Das ist sein Lieblingssänger, sein ganzes Glück. Bei seinem schweren Schicksal ist
die Stimme Morenos wirklich eines der wenigen Highlights
in einem Leben voller Dunkelheit ...« – ich spürte förmlich,
wie meine Worte nur so trieften – »... und deshalb wäre es
für uns, aber vor allem für ihn, wirklich unvergesslich, ihm
einmal persönlich die Hand zu schütteln.«

In diesem Moment fing die nordische Heavy-Metal-Ver-
sion von Bud Spencer fast an zu weinen.

177

Die Türen des Backstagebereichs öffneten sich, als hätten wir *Alohomora* gesagt.

Keine fünf Minuten später waren wir hinter der Bühne bei Moreno, und der, nun, der war wirklich nett. Während er Giovanni ein Autogramm gab und der ihm auch eines, weil mein Bruder glaubte, so was beruhe auf Gegenseitigkeit, schafften wir es sogar, ein paar Schnappschüsse zu machen – dank des Handys eines Mädchens, das dort arbeitete und sofort zu uns geeilt war, als Moreno vorschlug, ein gemeinsames Foto zu machen, und ich sagen musste, mein Handy habe leider keine Kamera.

»Wenn ihr kein Erinnerungsfoto macht«, sagte sie nervös, »ist es so, als hätte diese Begegnung niemals stattgefunden.«

»Tatsächlich?«, fragte ich verblüfft.

»Na klar«, versicherte sie.

Gio bestand darauf, Moreno unser Begrüßungsritual *spack frush snap* vorzuführen, und Moreno war wirklich sehr beeindruckt. Lachend sagte er, er habe noch nie eine so schräge Begrüßung gesehen.

Dem konnte ich nur beipflichten.

Es wurde ein unvergesslicher Abend.

Während des Konzerts packte mich eine Wahnsinnseuphorie. Ja, ausgerechnet mich, obwohl ich zuletzt auf ein Konzert von Rage Against the Machine gegangen war. Giovannis Begeisterung war dermaßen groß, dass sie auf den ganzen Platz übersprang: Sie war ansteckend. Ich nahm ihn auf die Schultern. Die Leute beschwerten sich, dass sie nichts mehr sahen, aber wir taten so, als würden wir nichts hören. Irgendwann warf Gio »Frosch«, den Frosch, auf die Bühne. Moreno erkannte ihn wieder, hob ihn auf und bedankte sich vor allen Leuten bei Gio. Dann suchte er ihn in der Menge, fand ihn und zeigte auf ihn. Der Platz tobte.

Es war, als wäre ich mit meinem besten Freund auf einem Konzert. Und mein bester Freund war er, Giovanni, mein Bruder mit einem Extrachromosom.

∾∾∾

Eines Abends, kurz nach dem Konzert, lag ich auf dem Bett und schaute mir idiotische Tutorials an, die mir Poggi geschickt hatte: Wie man ein Streichholz anzündet, wie man sich an der Nase kratzt, wie man seinen Hund als Krokodil verkleidet. Irgendwann beschloss ich, auch ein Tutorial beizusteuern: Wie man ein weißes Blatt weiß anmalt, ach nö. Wie man alleine Federball spielt, ach nö. Wie man einen Zauberwürfel durcheinanderbringt, ach nö. Bis mein Blick auf Gios Zeichnung fiel: die über den Krieg mit dem Mädchen, das allein sein Eis isst. Sie hing an der Wand unseres Zimmers und war das Letzte, was ich abends vor dem Schlafengehen sah.

»Wie man reagiert, wenn jemand mit Downsyndrom beleidigt wird«, dachte ich.

Das wäre doch endlich mal ein sinnvolles Tutorial!

Ich klopfte mein Kissen zurecht, drehte mich um, verschränkte die Arme hinterm Kopf und starrte an die Decke auf Zack de la Rocha. »Wie bin ich das Problem bisher angegangen?«, fragte ich mich. Na ja, sagen wir mal so, meine Reaktionen ließen sich in drei Kategorien einteilen:

Erstens freundlich, so nach dem Motto: »Hör mal, *klopf-klopf*, es tut mir leid, aber du hast gerade Mongo gesagt und das … irgendwie abwertend. Lass das lieber bleiben, okay? Danke und tschüs.«

Zweitens leicht gereizt, so nach dem Motto: »Hör mal, *klopf-klopf*, es tut mir leid, aber du hast gerade Mongo gesagt und das … irgendwie echt scheiße. Verzichte in Zukunft gefälligst darauf, so einen Scheiß daherzureden – über Dinge, von denen du nicht die geringste Ahnung hast, kapiert?«

Drittens schwer gereizt, so nach dem Motto: »Wen zum Teufel hast du da gerade Mongo genannt, du Idiot? Soll ich dir vielleicht eine reinhauen?« Wenn es ganz schlimm wurde, ging ich in den Super-Saiyajin-Status, und es kam zu einem Kräftemessen mit wilden Rempeleien und allem Drum und Dran.

Nun, das waren jahrelang meine Reaktionen gewesen. Stets hatte ich geglaubt, dass Angriff die beste Verteidigung ist, sprich, ich hatte immer gleich die Hunde auf diese Leute gehetzt. Aber wozu? Wenn man jemanden beleidigt, wird man ihn kaum zum Nachdenken bringen oder sein Fühlen, Denken und Handeln verändern. Nicht so, wie Gio das mit seiner unerschütterlichen Zuneigung, seiner Originalität und seinem staunenden Blick schafft.

Genau: Zuneigung und Staunen, das waren die Schlüsselbegriffe. Nur davon war bei »Wen zum Teufel hast du da gerade Mongo genannt, du Idiot?« nicht viel zu merken.

Ich musste eine andere Lösung finden, und es war mein Vater, der mich darauf brachte.

Eines Tages wurde ich Zeuge eines Gesprächs. Wir waren gerade auf dem Markt, als ein gut gekleideter Typ mit einem perfekt sitzenden Hemd, genau der richtigen Krawatte und einem Gürtel, der zu seinen Schuhen passte, vor uns auftauchte und meinen Vater begeistert begrüßte. Es war ein alter Klassenkamerad, die beiden hatten sich seit zwanzig Jahren nicht gesehen.

»Davide, wie geht's?«

»Gut, und dir?«

»Gut. Und was machst du so beruflich?«

»Wie?«, dachte ich. »Du hast ihn seit zwanzig Jahren

nicht gesehen und fragst ihn als Erstes, was er beruflich macht?« Es kam durchaus vor, dass man mir dieselbe Frage stellte – nicht, was ich beruflich machte, sondern mein Vater. Aber das ist keine Frage, die ich jemals stellen würde: Was der Vater von irgendwem beruflich macht. Da frage ich eher, welche Partei er zuletzt gewählt hat, denn daraus kann man einiges ableiten.

Nun, mein Vater war und ist Verwalter, und zwar Verwalter eines Kindergartens. Bis dahin, also bis zu diesem Tag, hatte ich immer gesagt: »Er ist Buchhalter in einer Firma«, woraufhin mich immer alle ehrfürchtig ansahen und sich sonst was dachten. Denn die paar Male, die ich gedankenlos »Verwalter in einem Kindergarten« gesagt hatte, hatten mir die Leute mitleidig auf die Schulter geklopft, als wollten sie sagen: »*Oh je, ich weiß, das ist hart. Aber wenn irgendetwas ist, kannst du immer zu mir kommen* – im selben mitleidigen Tonfall, wie wenn ich sagte, mein Bruder habe das Downsyndrom. Da ist es sogar schon vorgekommen, dass ich umarmt wurde oder mir eine Verkäuferin lächelnd Rabatt gab mit den Worten: »Das ist das Mindeste, das ich für euch tun kann!«

Einmal hat mir ein Typ sogar sein Beileid ausgesprochen.

Aber an diesem Vormittag auf dem Markt sagte mein Vater zu dem Typen mit genau der richtigen Krawatte und so weiter: »Hauptberuflich bin ich Vater. Und in meiner Freizeit manage ich Personalakten, Bilanzen und die Launen der Erzieher. In den Pausen bin ich Profifußballer und außerdem Genreautor ...«

»Was für ein Genre?«

»Firmendramen. Denk nur an die Vorstellungsgespräche!«

»Ach, komm schon, was redest du denn da! Willst du mir damit vielleicht sagen, dass du arbeitslos bist?«

Papa grinste. »Nein. Ich bin Verwalter in einem Kindergarten.«

»Quatsch!«, sagte der andere ungläubig.

»Das ist mein voller Ernst.«

Sein Gegenüber machte ein komisches Gesicht, so als könnte er es immer noch nicht glauben. »Wie bist du denn da gelandet?«

»Na ja, es war zugegeben nicht ganz leicht. Ich möchte auch nicht verhehlen, dass ich vorher alles Mögliche gemacht habe, um diese Stelle zu bekommen. Ich hab für große Firmen gearbeitet und musste alle möglichen Boni akzeptieren. Aber irgendwann hab ich es geschafft.«

Der einstige Klassenkamerad wurde immer ungläubiger.

»Ich hab jahrelang davon geträumt: Verwalter in einem Kindergarten.« Papa malte einen Halbkreis in die Luft, um ein Messingtürschild anzudeuten, und zählte dann auf: »Ein unbefristeter Arbeitsvertrag. Gratisessen in der Mensa. Kinder, die Witze erzählen. Mütter ...« – er zwinkerte ihm zu –, »... junge Mütter, die dich jeden Morgen begrüßen und über die Anmeldung ihres Kindes mit dir ins Gespräch kommen. Fotokopien«, fügte er hinzu, als wäre ihm das gerade erst eingefallen, »Fotokopien für gerade mal zwei Cent das Stück. Gratistelefonate. Garantierte Siege beim Fußball in den Pausen. Ein Computer, der so langsam ist, dass man in der Zwischenzeit tausend andere Dinge erledigen kann. Ein eigener Parkplatz. Spielsachen, die nicht mehr benötigt werden und die man mit nach Hause nehmen darf, um allen eine Freude zu machen. Ein seit Jahren vergessenes Fahrrad, das man als Dienstfahrrad nutzen darf. Alles Dinge, die Leute mit anderen Berufen leider niemals kennenlernen werden.«

»...«

»Und, was machst du so beruflich, Tommaso?«

»Ehrlich gesagt heiße ich Luca.«

»Oh, natürlich, Luca. Was machst du so beruflich?«

»Ich bin Anwalt.«

»Autsch!«, sagte mein Vater, als hätte man ihm soeben auf den Fuß getreten. »Das tut mir aber leid. Musst du noch lange arbeiten?«

So oder so ähnlich verlief das Gespräch. Womit ich natürlich nicht sagen will, dass Anwalt kein guter Beruf ist.

Was mir davon jedoch am meisten im Gedächtnis geblieben ist, ist die Macht der Ironie. Das wollte ich mir für mein Tutorial merken: Ich würde Ironie benutzen, aber auf eine sympathische Art, ohne beleidigend zu sein, um den Leuten klarzumachen, dass Anderssein einfach zum Leben dazugehört. Dass wir alle irgendein Syndrom haben, wie Davide, mein Blaubeermuffin-Freund mit dem Downsyndrom, so schön gesagt hat. Ich begann, über ein Video nachzudenken, mit dem ich zeigen wollte, wie komplex, wie wunderbar, aber auch wie peinlich mein Bruder sein kann.

In der Zwischenzeit hatte ich auch begriffen, dass ich Gio genauso locker und unvoreingenommen behandeln musste wie alle anderen auch. Und dass ich, wenn er wieder mal was anstellte, was mich ärgerte, durchaus sagen durfte: »O Gott, wisst ihr, was dieser Scheißkerl von meinem Bruder wieder gemacht hat?«

Das Problem war nur, dass zwar Vitto laut lachte, wenn ich ihm das erzählte, aber andere entsetzt die Augen aufrissen. So nach dem Motto: *Wie? Wie kannst du nur so was sagen? Du hast deinen behinderten Bruder gerade einen Scheißkerl genannt?*

Ja, mein Bruder hat mein Handy in den Pool geworfen. Was für ein Scheißkerl! Ja, mein Bruder hat mir Geld aus dem Portemonnaie geklaut. Was für ein Scheißkerl! Ja, mein Bruder hat einer Freundin erzählt, dass ich grauenvoll Basketball spiele. Was für ein Scheißkerl! Ja, mein Bruder kann ein Scheißkerl sein, ein richtig kleines Arschloch und ein neunmalkluger Wichser – ja sogar alles zusammen. Wenn man sich über Leute aufregt, die man mag, heißt das nur, dass man sie liebt. Erst als ich sagen konnte, dass mein Bruder ein Scheißkerl ist, fühlte ich mich wirklich frei.

 махаへ

Eines Abends vor dem Essen fand ich mich mit meinen Eltern, Chiara und Alice in der Küche wieder, während Gio im Wohnzimmer spielte.

Ich schaute mich um und fühlte mich zehn Jahre zurückversetzt, als ich eines Nachmittags das blaue Buch mit dem Wort Downsyndrom auf dem Einband entdeckt hatte. Papa knabberte Nüsschen, genau wie damals. Mama schnippelte keine Paprika, aber Zucchini. Alice hatte ihr Handy in der Hand, und Chiara eine Tasse. Es war Winter, Ende Februar. Weiches Laternenlicht fiel durchs Fenster – ein Licht, das förmlich danach schreit, dass man den Kamin anzündet, Kastanien röstet und sich gemütlich in eine Decke wickelt.

»Heute hab ich was Wunderschönes gesehen«, sagte Mama unvermittelt.

Papa hob den Kopf, als merkte er erst jetzt, dass er nicht allein in der Küche war. Alice klebte nach wie vor an ihrem Handy, und Chiara spitzte die Ohren.

»Was denn?«

»Ich hab Gio gesehen …«

»Den siehst du doch jeden Tag.«

»Nein, ich hab vor der Schule gewartet und beobachtet, wie er sich von seinen Freunden verabschiedet. Ist euch eigentlich schon mal aufgefallen, dass er sich wirklich von allen verabschiedet – von den Rowdys bis zu den Strebern, und zwar von jedem anders?«

»Ehrlich gesagt habe ich den Eindruck, dass er sich von den Rowdys herzlicher verabschiedet als von den Strebern«, bemerkte ich.

»Was mich am meisten begeistert hat«, fuhr meine Mutter ungerührt fort, »ist, dass ihn alle anstrahlen.«

»Ja. Weil er komisch ist.«

»Wie damals, als wir mit Tante Federica im Seniorenheim waren«, sagte Alice, »und er sich wegen der traurigen Alten einen Abfalleimer aufgesetzt hat und damit durch den Saal gerannt ist.«

»Rowdys hin oder her«, sagte Chiara, »seine absolute Lieblingsfreundin ist und bleibt jedenfalls Giulia. Er hat mir erzählt, dass er sie heiraten will.«

Alice richtete sich auf. »Gio wird sehr traurig sein, wenn er eines Tages feststellt, dass er nicht heiraten kann.«

»Wieso eigentlich nicht?«, fragte unser Vater, der weiterhin Nüsschen aus der Schale fischte.

»Was soll das heißen, ›wieso eigentlich nicht‹?«

»Was bedeutet ›heiraten‹ für ihn? Überlegt doch mal! Sich fein machen und ein Fest feiern. Es bedeutet, dass wir uns früher oder später fein machen und feiern werden.«

»Und wenn er sich Kinder wünscht? Schenken wir ihm dann eine Puppe?«, fuhr Alice fort.

»Na ja, dann sagen wir ihm, dass er keine kriegen kann. Giacomo weiß auch, dass aus ihm nie ein Basketballprofi werden wird, auch wenn das sein größter Wunsch ist.«

»Es wird schon wahnsinnig kompliziert werden, wenn er eine Arbeit finden muss«, sagte ich.

»Ich könnte ihn in meiner Apotheke anstellen«, sagte Chiara.

»Ich glaube eher, dass wir unsere Erwartungen anpassen und sein Leben mit anderen Augen sehen sollten«, sagte unsere Mutter. »Es ist alles eine Frage der Perspektive.«

»Ja.«

»Genau.«

»Yep.«

»Knack!« Papa zerbiss nickend eine Nuss.

Eine Frage der Perspektive also ... Ich stand auf und spähte zu Gio ins Wohnzimmer.

Er spielte mit den Dinosauriern. Noch nie hatte ich ihm aufmerksam dabei zugeschaut, wie er mit den Dinosauriern spielte. Er nahm den obersten von einem Stapel zu seiner Linken, schaute sich genau die Beine an und ließ ihn auf der Stelle rennen, rollen und springen, bis er ihn in die Ecke warf. Dort bildete sich nach und nach ein Friedhof prähistorischer Tiere. Dann wiederholte er das Ganze mit einem anderen Dinosaurier. Er kannte sie alle, auch ihre wahre Größe, ihre Namen und Lebensräume. Er war der König der Dinosaurier, daran bestand kein Zweifel. Was faszinierte ihn nur so an ihnen? Ich schloss die Augen und versuchte, zu sehen, was er sah: Irgendwann passierte es, und es war da, das Mesozoikum. Ein See neben dem Fernseher, Bäume zwischen den Büchern, eine Wiese anstelle des Teppichs. Ein Diplodocus, der Mamas Blumen auf der Fensterbank fraß. Ein Pterodaktylus, der über unsere Köpfe hinwegflog. Ein Stegosaurus, der sich hinterm Sofa versteckte. Und mittendrin er, Giovanni, ganz vertieft in diese magische Welt. Eigentlich war es sehr schön im Mesozoikum. Ich blieb eine Ewigkeit dort, denn Zeit existierte dort nicht: Es war egal, ob zwanzig Minuten vergingen oder drei Tage. Ich hatte zwölf Jahre gebraucht, bis ich die Welt mit den Augen meines Bruders sehen konnte – und mal ganz ehrlich: Sie war alles andere als schlecht.

∽◌∾

Am nächsten Tag ging ich auf den Friedhof (auf den richtigen, nicht auf den Dinofriedhof). Rechts, links, rechts, zwölfte Reihe, siebtes Grab: Alfredo Collo, mein Opa. Es tat mir leid, dass er nicht mehr miterleben konnte, wie Giovanni größer wurde, unser Leben beeinflusste und veränderte. Deshalb schrieb ich ihm manchmal einen Brief, um ihn über das Wichtigste auf dem Laufenden zu halten. Den legte ich dann unter einen Stein. Oft schrieb ich in diesen Briefen Dinge, die ich sonst niemandem sagen konnte, und führte Gedanken aus, die ich so deutlich nur ihm gegenüber ausdrücken konnte.

Lieber Opa Alfredo,
wie geht es Dir? Wenn Du wüsstest, was Du hier unten alles verpasst! Du ahnst ja nicht, was aus Giovanni geworden ist. Giovanni ist Schwung, Freude, Lebenslust. Aber weißt Du was, Opa? Manchmal mache ich mir Gedanken über seinen Tod. Denn auch Superhelden können sterben, oder etwa nicht? Dort, wo Du bist – gibt es dort auch Superhelden? Noch ist er klein, gerade mal elf Jahre alt. Das Wort »Tod« scheint noch so weit weg zu sein, dass es unpassend ist, es in einem Atemzug mit seinem Namen zu nennen – so als würde man Lasagne mit Marmelade füllen. Vielleicht hast Du das schon gewusst, Opa, aber Gio wird vor mir sterben. Sicher ist das nicht, aber doch sehr wahrscheinlich: Höchstwahrscheinlich werde ich seinen Sarg sehen, wie ich an jenem Freitag auch Deinen gesehen habe. Hattest Du Angst vor dem Tod? Vermutlich nicht: Ich weiß, dass Du vor gar nichts Angst hattest. Das hast Du mir mal erzählt, das weiß ich noch genau. Du hast gesagt: Ich habe vor gar nichts Angst! Aber vor dem Tod anderer Menschen vielleicht? Vor dem von Oma Bruna?

Hast Du je Angst gehabt, allein zurückzubleiben? Irgendwann wird Gio von uns gehen. Und dann werde ich trotzdem glücklich sein, Opa: jede Träne eine Erinnerung, und jede Erinnerung ein Lächeln. Denn wie soll das gehen, in seiner Gegenwart ernst bleiben? Wenn ich weinen werde, dann nur, um nicht zu sehr zu lachen, Opa. Fest steht, dass er nicht mehr verschwinden kann, und nur darum geht es. Das steht ein für allemal fest. Denn inzwischen ist Gio einfach überall: in der Luft, im Wasser, in der Erde und im Feuer. In unserer Mitte und tief in uns drin.

Und überall, wo er ist, wird alles unwiderruflich anders. Sollte es ihn eines Tages nicht mehr geben, werde ich vor allem eines bedauern: dass ihn nicht alle gekannt haben. Sollte es ihn eines Tages nicht mehr geben, werde ich im Viale dei Castagni nach seinem Schatten suchen – so wie er es immer getan hat. Sollte es ihn eines Tages nicht mehr geben, werde ich jeden Menschen umarmen, egal, wen – so wie er es immer getan hat. Sollte es ihn eines Tages nicht mehr geben, werde ich mit seinen Dinos tanzen. Und dort, im Mesozoikum, zwischen einem Diplodocus und einem T-Rex, wird er für immer auf mich warten.

Mein Bruder, der Superheld.

Dein Jack

10
SECHS IST GLEICH SECHS

ber noch lag jede Menge Leben vor uns. Meines, seines, unseres. Vor allem unseres. Nichts machte mich so glücklich, wie mit Giovanni unterwegs zu sein. Es war, als ginge man mit der Sonne in der Tasche spazieren. Ich hatte keine Angst mehr, deswegen schief angesehen zu werden, und lernte, niemanden vorschnell zu verurteilen.

Ich begann, die Erklärungstafeln auszublenden und nur noch die Bilder selbst zu betrachten. Ich entdeckte, dass nicht alle Mädchen, die Rihanna hören, Veganerinnen sind und dass sie genauso nett sein können wie die anderen. Nicht mehr und nicht weniger.

Es kam die Zeit, in der sich mein Bruder für Videos begeisterte – und wie! Jeden Tag wollte er von mir interviewt werden. Keine Ahnung, warum. Vielleicht, weil es sein Selbstwertgefühl steigerte, vielleicht auch nur, weil es ihm Spaß machte. Fest steht, dass diese Interviews immer surrealer wurden. Ich erfuhr, dass er gewissen Politikern das Auto geklaut hatte, Spion der englischen Königin gewesen war und seit zehn Jahren ausschließlich Brötchen mit Nudeln aß. Für ihn war das alles ein einziger Spaß: Er wälzte sich auf dem Boden vor Lachen und da sein Lachen das ansteckendste der Welt ist, konnte auch ich mich nicht mehr halten. Je mehr Bruder-Gelächter wir aufnahmen, desto voller wurde der Speicher des iPad. Bis es eines Tages, als wir gerade ein neues Video drehen wollten, für das er sich die Haare gegelt, sein rotes Lieblings-T-Shirt angezogen und sich die x-te Geschichte über sich ausgedacht hatte, die unbedingt auf Film gebannt werden musste, zur Katastrophe kam: Der iPad-Speicher war endgültig voll.

»Wir müssen etwas löschen«, sagte ich.

»Was denn?«

»Aufnahmen. Wir müssen …«

»Nein!«, sagte er. »Nichts löschen!«

»Es gibt keine andere Lösung.«

»Doch.« Er nickte.

»Welche?«

Er legte den Zeigefinger ans Kinn, schaute zur Decke und dachte nach. Dann sagte er: »Alice.«

»Alice?«

»Apparat.«

»Wir können nicht Alices Fotoapparat nehmen. Du weißt doch, wie heilig er ihr ist, sie leiht ihn niemandem. Wir können das Handy benutzen. Auch mit dem Handy kann man filmen …« Ja, denn nach dem Treffen mit Moreno, zu dem wir bekanntermaßen höchst unvorbereitet gekommen waren, hatte ich mir tatsächlich ein Handy mit Kamerafunktion besorgt. Allerdings war es ein so günstiges Modell, dass die Aufnahmequalität leider eher der von alten Schwarz-Weiß-Filmen entsprach.

»Scheußlich!«, sagte Giovanni mit einem Gesicht, als hätte er soeben eine Kakerlake verschluckt.

»Und was jetzt?«

»Wir klauen Alices Fotoapparat«, sagte er und duckte sich wie ein Ninja.

»Wir sollen ihn klauen? Aber was zum Teufel …«

Ich hatte den Satz noch nicht beendet, als er bereits die

Treppe hinaufgestürmt war. Ich rannte ihm nach und fand ihn im Flur wieder, wo er auf dem Boden kniete, um ins Zimmer unserer Schwester zu spähen. Ich beugte mich ebenfalls vor. Alice saß an ihrem Schreibtisch und lernte.»Na gut«, dachte ich.»Warum eigentlich nicht?«

»Ich weiß, was wir machen«, sagte ich zu Gio.»Ich geh rein und lenk sie ab, und du schlüpfst hinter mir ins Zimmer und nimmst den Fotoapparat, okay? Er steht dort hinten, siehst du?« Ich zeigte darauf.»Zwischen den Kartons.«

»Diebe«, sagte Gio mit wachsender Begeisterung.

»Wie Bonnie und Clyde«, sagte ich.»Wie Frank und Jesse James.«

Gio nickte aufgeregt, ohne zu wissen, von wem ich sprach.

»Hast du das verstanden?«

Er nickte erneut.

»Ich geh dann mal.«

»Ich find Diebe toll!« Gio strahlte.

An der Tür zu Alices Zimmer prangte ein Aufkleber mit dem Text:»Ihr lacht über uns, weil wir anders sind, wir lachen über euch, denn ihr seid alle gleich.« An den Wänden hingen Fotos von Steve McCurry, dem Fotografen des *National Geographic*, der auch das berühmte Bild von dem afghanischen Mädchen mit den grünen Augen gemacht hat.

Ich trat ein und sagte:»Hi!«

»Hi!«, erwiderte Alice ungerührt, völlig vertieft in ihre Lektüre.

Ich stellte mich so hin, dass Gio unbemerkt hinter mir hereinschlüpfen konnte.

»Was willst du?«, fragte sie.

Tja, was wollte ich?»Hast du Paraffin?«

Alice drehte unmerklich den Kopf, ihre Augen huschten gerade so weit zur Seite, dass ich in ihrem Gesichtsfeld auftauchte.»Wie bitte, was?«

»Paraffin. Ich muss ein Papierschiff konstruieren, das nicht untergeht.«

»Giacomo, ich weiß nicht mal, was Paraffin ist. Wieso sollte ich Paraffin haben?«

Aus den Augenwinkeln versuchte ich, zu ergründen, ob Giovanni hereingekommen war, konnte ihn aber nirgendwo entdecken.

»Du hast recht«, sagte ich zu Alice. »Wie dumm von mir. Warum solltest du Paraffin haben? Hör mal ... hast du vielleicht meinen Basketball gesehen? Meine grünen Socken? Weißt du schon, was wir Papa zum Namenstag schenken könnten?«

Alice drehte sich auf ihrem Stuhl, um mich genauer in Augenschein zu nehmen. »Was zum Teufel redest du da?«

In diesem Moment wusste ich nicht mehr weiter und wirbelte herum. »Giovanni, verdammt noch mal, wo hast du ...«

Giovanni saß im Flur auf dem Boden und lachte.

»Was macht ihr da?«, fragte Alice.

Giovanni sprang abrupt auf, betrat das Zimmer und sagte: »Hallo, Alice, entschuldige: Jack und ich Diebe. Wir nehmen deinen Fotoapparat. Umdrehen und nicht hinschauen! Psst, tu so, als ob du nichts merkst. Dorthin schauen. Danke. Ciao.«

»Was zum ...«

Gio ging quer durchs Zimmer und schnappte sich ihren Fotoapparat.

»He!«, sagte Alice und sah mich an. »Also, was soll das?«

»Nichts, gar nichts«, stammelte ich. »Es ist nur so, dass der iPad-Speicher voll ist und sich Giovanni weigert, alte Filme zu löschen, aber einen neuen drehen will ...«

»Einen neuen?«

»Ja.«

»Was für einen?«

»Ein Vorstellungsgespräch.«

Alice sah mich an, als wäre ich nicht ganz dicht.

»Giovanni ist ganz begeistert von Interviews, und ich hab ihm versprochen, dass wir eine Art Vorstellungsgespräch drehen. Und zwar ganz professionell.«

»Und das heißt?«

»In einem richtigen Büro mit Vorzimmer und so.«

»Und wo wollt ihr ein richtiges Büro mit Vorzimmer und so hernehmen?«

»Von Albertos Vater.«

»Der Notar?«

»Genau.«

Gio, der jetzt ganz still war, hatte sich nicht nur des Fotoapparats, sondern auch des Stativs und sogar einer Schachtel mit Make-up-Utensilien bemächtigt.

»Du bist nicht zufällig so nett und leihst uns deinen ...«

»... Fotoapparat, das Stativ und die Make-up-Utensilien?«

»Äh, ja genau.« Ich grinste. »Genau die.«

Alice sah erst mich und dann Giovanni an, anschließend erneut mich und noch mal Giovanni. Man merkte ihr deutlich an, dass sie hin- und hergerissen war. »Na gut«, sagte sie schließlich. »Hauptsache, ihr passt gut darauf auf.« Die Worte kamen aus ihrem Mund wie Luftballons, jedes einzeln.

»›Hauptsache, ihr passt gut darauf auf‹ – heißt das etwa Ja?«

Alice vertiefte sich wieder in ihr Buch. »Das heißt Ja – Hauptsache, ihr passt gut darauf auf.«

»Wir werden mehr als nur gut darauf aufpassen«, versprach ich.

»Und zwar so gut«, sagte Alice, ohne mich anzusehen,

»dass dein Computer im Ernstfall aus dem Fenster fallen könnte, wenn du verstehst, was ich meine.«

»Ja. Und wenn nicht, soll ich Pickel am ganzen Körper kriegen«, sagte ich und küsste den Zeigefinger als Zeichen des Schwurs.

»Dann raus mit euch!«

»Bedank dich bei Alice«, sagte ich zu Giovanni.

»Danke, Alice.«

Wir gingen rückwärts hinaus, wobei wir uns mehr oder weniger verbeugten. Dann verschwanden wir in unser Zimmer.

»Tolle Diebe!«, rief Gio stolz.

»Na ja ...«, erwiderte ich.

Giovanni legte unsere Beute aufs Bett und musterte den Schrank. Er tippte sich gegen die Schläfe, um anzudeuten, dass er gerade eine geniale Idee hatte. Normale Ideen hat Giovanni, wenn er den Zeigefinger ans Kinn legt (Ideen wie antworten oder nicht, im Keller spielen oder im Wohnzimmer, erst das Huhn oder erst den Kartoffelbrei essen). Aber wirklich gute Ideen kommen ihm, sobald er sich gegen die Schläfe tippt. Und wenn er mehr als nur eine geniale Idee am Tag hat, bedeutet das, dass der Tag genial ist. An diesem Vormittag hatte er bereits die Idee gehabt, Hand, Mund, Wange und andere unidentifizierbare Körperteile mit dem Drucker zu fotokopieren. Doch jetzt hatte er die zweite geniale Idee:

»Sakko!«, rief er. Und riss den Schrank auf, um danach zu suchen, wobei er alles von den Bügeln warf. Ich begriff, dass er sich fürs Vorstellungsgespräch fein machen wollte.

»Zum Sakko gehört auch ein weißes Hemd«, sagte ich.

»Ffffiege«, sagte er.

»Klar, und eine Fliege.«

Wir wussten nicht genau, was wir machen würden. Aber

ich wusste, dass die Zeit mit Giovanni und dem Video kostbar war, weil sie Erinnerungen schaffen würde.
Wir beide zusammen schufen eine Geschichte.
Wir beide vereint in einer Geschichte.
Wir beide im selben Bildausschnitt – und das für immer: ein Raum, in dem einfach alles möglich ist.

‿◟◞

In welcher Reihenfolge drehten wir noch mal die Szenen? Gingen wir zuerst zur Feuerwehr? Oder zuerst zu Albertos Vater ins Büro und dann ins Seniorenheim? Ich weiß es nicht mehr. Ich weiß nur noch, dass die Aufnahmen drei Tage dauerten, weil ich drei Tage nicht lernte und mich gut an die schlechte Mathenote erinnern kann, die daraus folgte. Auf jeden Fall lief rein gar nichts nach Plan. Und das machte jede Menge Spaß. Es war, als würden wir uns in einen Riesenautoreifen setzen und damit einen Berg runterrollen. Vielleicht nicht unbedingt einen Riesenautoreifen. In Wahrheit war es der alte Ford Fiesta von Oma Bruna, mit dem wir in Castelfranco von einem Drehort zum nächsten fuhren. Weit war es nicht, in etwa so, als würde man fünf oder sechsmal ein Fußballfeld umrunden. Ich Führerscheinneuling saß am Steuer, neben mir Gio mit seinem Fahrradhelm (ja, er benutzt den Fahrradhelm auch im Auto), und auf dem Rücksitz unsere Filmcrew:»Frosch«, das Dinosaurierlexikon, das Stativ, ein Anzug zum Wechseln, eine Cola, eine Tüte Chips und ein Aktenkoffer voller Stofftiere.

Wie immer, wenn er unterwegs ist, egal, wohin, freute sich Giovanni wie verrückt. Seine Freude sprengte jeden Rahmen und sprudelte wie eine Fontäne. Er streckte den Kopf aus dem Fenster und die Zunge heraus, als wollte er jedes Sauerstoffmolekül dieses Planeten aufsaugen. Er breitete die Arme aus, als führen wir mit stratosphärischer Geschwindigkeit Achterbahn, dabei waren wir kaum schneller als dreißig Stundenkilometer. Währenddessen sangen wir im Chor lauthals zu *Mica van Gogh* von Caparezza mit. Wir flogen, genauso fühlte es sich zumindest an.

Die Feuerwehrleute ließen Gio auf ihrem Fahrersitz Platz nehmen, und er tat so, als würde er mit Helm und Uniform zu einem Einsatz ausrücken. Im Einkaufszentrum veranstalteten wir mehrere Wettrennen: *Lift* (er) gegen *Treppe* (ich).

Bei Albertos Vater schlüpfte er in Büros, in denen gerade Besprechungen stattfanden und Verträge unterzeichnet wurden. Dort zeigte er seinen Aktenkoffer samt Stofftieren vor. Uns wurde ein Bürozimmer zur Verfügung gestellt, in dem wir keinen größeren Schaden anrichten konnten. Dort blieben wir eindeutig länger als zwanzig Minuten. Ich stellte ihm seltsame Fragen – zum Teil hatte ich sie mir im Vorfeld zurechtgelegt, zum Teil waren es Fragen, die ich ihm schon seit einer ganzen Weile stellen wollte. Aber manche ließ ich mir auch spontan einfallen. Und er gab mir seltsame Antworten – zum Teil, weil ich ihn dazu zwang (deshalb die Tüte Chips!), zum Teil, weil er mich ärgern wollte. Aber auch, weil er manche Fragen nicht verstand. Doch wenn ich nicht mehr weiterwusste, improvisierte er einfach. Und wenn er nicht mehr weiter wusste, dann fiel mir schon irgendwas ein. Wir verstanden uns blind, wie zwei Geparden, die gemeinsam auf die Jagd gehen.

Spack frush snap und weiter ging's, im Ford Fiesta, die Musik bis zum Anschlag aufgedreht.

Bei Antonio, einem Freund von Gio, spielten wir Basketball. Ich musste lange warten, aber irgendwann gelang es mir, einen Korbwurf von ihm zu filmen.

Draußen auf der Straße ließ ich ihn vorangehen, während ich mit der Digitalkamera versuchte, die Poesie seiner Bewegungen einzufangen. Er marschierte los, als ginge er zur Arbeit, betrachtete Mauern statt Schaufenster, trat gegen Mülltonnen und drückte hin und wieder auf irgendeine Klingel. Im Altersheim warf er mit Bonbons nach Senioren und schob sie mit halsbrecherischer Geschwindigkeit im Rollstuhl durch die Gegend. Mehr als einmal musste ich ihm nachrennen, weil ich ihn aufgefordert hatte loszulaufen, aber vermutlich ohne ihm zu sagen, bis wohin, sodass er immer weiterlief.

Ich begleitete ihn zum Unterricht und fragte die Lehrerin, ob ich im Klassenzimmer filmen dürfe. Ich wusste, dass er bei seinen Mitschülern sehr beliebt war, und wollte diese Zuneigung mit der Kamera einfangen. Ich bat Gio, etwas an die Tafel zu schreiben, damit die Szene nicht gestellt aussah. Er schrieb 6 = 6. Die Klasse brach in Gelächter aus – einschließlich mir und der Lehrerin. Da dachte er, er habe sich verrechnet, und fühlte sich verpflichtet, etwas zu ändern. Also fügte er –100 hinzu. Sechs ist gleich sechs minus hundert. Nur weil wir lachten, brachten wir ihn dazu, einen Fehler zu machen!

Auch zu Hause begleitete ich ihn mit der Kamera und versuchte, seinen Alltag einzufangen, seine kleinen Gesten und kleinen Ticks, ja seine vielen Liebesbekundungen uns gegenüber. Allem, was er tat, wohnte ein Zauber inne, und ich begriff, dass ich den Rest meines Lebens versuchen würde, diesen Zauber festzuhalten.

Keine Ahnung, wie viel Filmmaterial wir am Ende hatten, auf jeden Fall unzählige Stunden.

❧❦❧

Am 20. März 2015, am Tag vor dem Welt-Downsyndrom-Tag, saß ich um neun Uhr abends vor meinem alten Computer und schnitt das Video. Einer der Kurse, die ich anfangs auf dem Gymnasium belegt hatte, war ein Filmkurs, von dem ich so gut wie nichts mehr behalten habe – bis auf einen Satz, den der junge Dozent, ein langer Lulatsch mit Dreads, damals von sich gab:»Oft sind es die Fehler und Zufälle, die einen Film so besonders machen.« Angesichts des Materials, das ich mit Gio gedreht hatte, hatte er eindeutig recht: Nicht so sehr das, was wir geplant und uns vorher zurechtgelegt hatten, sondern Gios Spontaneität, seine Unfähigkeit, sich zu verstellen und sich als jemand anders auszugeben, machte einige Passagen ganz besonders.

Auch ich hatte einige absurde Fehler gemacht, zum Beispiel mich in Scheiben zu spiegeln. Auch die Farben und der Weißabgleich stimmten nicht. Das Bild wackelte, der Vordergrund war unscharf und vieles mehr. Trotzdem dachte ich keinen Moment daran, irgendetwas noch mal zu drehen: Fehler gehören zu unserem Leben einfach dazu – und wie hatte der Typ mit den Dreads so schön gesagt? Manche Szenen wie die, in der Gio bei Sonnenuntergang über den leeren Platz rennt, bis er verschwindet, wären mir im Traum nicht vorher eingefallen. Dabei steckte in Gios Verschwinden alles drin: meine größten Hoffnungen und meine größte Angst.

Die anderen schliefen schon.

Meine Eltern, Alice, Chiara und auch Gio, im Bett neben mir. Ich hatte Kopfhörer aufgesetzt, um ihn nicht zu stören. Unser Zimmer wurde vom bläulichen Schein des Bildschirms erhellt.

Ich beschloss, hinunter in die Küche zu gehen und eine Limonade zu trinken. Ich betrat den Flur. Das Haus lag still und dunkel da. Plötzlich, auf der Treppe, sah ich vollkommen klar ein fünfjähriges Kind vor mir, das die Stufen mit einem Geparden unterm Arm erklomm: Das Kind ging an mir vorbei, sah mich lächelnd an und betrat mein Zimmer.

Ich tat, als wenn nichts wäre, und schlich auf Zehenspitzen nach unten.

In der Tür zur Küche blieb ich kurz stehen und spürte den Widerhall der Panik, als Gio an einem Würstchen zu ersticken drohte. Ich machte den Kühlschrank auf, nahm eine Limo heraus, und das Gelächter, das unsere Mahlzeiten seit jeher begleitet, quoll hervor. Von den Stühlen stiegen die Geschichten auf, die wir als Kinder erzählten. Aus dem Wohnzimmer kamen die Stimmen der Großeltern, und aus dem Keller war die Melodie von *Little John* zu vernehmen – meine Angst, Brune und Scar könnten Giovanni begegnen, und meine grenzenlose Erleichterung, nachdem es endlich passiert war. Das Telefon erzählte mir von Arianna, und auf einmal lag ihr Duft in der Luft. Ich spürte ein sehnsüchtiges Ziehen in der Brust und war glücklich.

Anschließend kehrte ich in mein Zimmer zurück und schnitt den Film fertig. Ich passte die Tonspur an und entschied mich für einen Titel: *The Simple Interview.*

Als ich erneut auf die Uhr sah, war es vier Uhr früh, aber ich war nicht müde: Eine stille Freude hielt mich wach. Das Video war fertig, und ich hatte das Gefühl, mein Bestes gegeben zu haben. Hätte ich weiter daran herumgefummelt, hätte ich bloß alles zerstört. Jetzt fehlte nur noch ein Klick, um es auf YouTube zu teilen.

Gios Stimme drang an mein Ohr. Ich drehte mich um. Er schlief.

»Giacomo, Giacomo …«, sagte die Stimme.

»Bist du das?«

»Klar bin ich das.«

Es war genau wie damals, als wir noch klein waren und auf dem Bett lagen. Damals hatte dieselbe Stimme gemurmelt: »Ich verstehe alles, was ihr redet. Redet ruhig über mich, Hauptsache, ihr redet.«

»Was ist denn?«

»Entspann dich.«

»Ich bin doch entspannt.«

»Wenn du Hilfe brauchst, bin ich für dich da, das weißt du doch, oder? Ich kann dir jede Hilfe geben, die du brauchst. Meine Energie reicht locker für uns beide.«

»Ja, ich weiß.«

»...«

»Giovanni ...«

»Was ist denn?«

»Danke.«

Er antwortete nicht. Er bewegte die Beine unter seiner Bettdecke und lächelte.

Ich sah mich um. Unser Zimmer sah anders aus in letzter Zeit: Es gab nicht mehr meine Hälfte mit den Bandpostern und seine mit Dinoplakaten. Auch auf meinem Nachttisch standen Saurier, und neben seinem Bett prangte Anthony Kiedis. Unsere Bücher mischten sich. Er hatte mir Spielfiguren geschenkt, und ich ihm Aufkleber. Zwischen den Musik-CDs wimmelte es nur so von Märchen-CDs.

Mein Blick fiel auf ein Foto an der Pinnwand – ein altes Familienfoto von unseren Eltern, Alice, Chiara und mir. Neben uns stand ein Strichmännchen mit kreisrundem Gesicht und einem Grinsen von einem Ohr zum anderen. Von seinen Schultern hing ein Superheldenumhang herab. Zwölf Jahre waren vergangen, seit ich es gemalt hatte.

Ich nahm einen Stift aus der Dose auf meinem Schreibtisch und malte dasselbe Grinsen des Männchens in unsere Gesichter: in meines, in die meiner Schwestern und meiner Eltern.

Jetzt konnte ich das Video hochladen.

Wenige Tage später war *The Simple Interview* zu meinem großen Erstaunen von wahnsinnig vielen Leuten gesehen worden, auch außerhalb Italiens. Dann landete Giovannis Gesicht auf den Titelseiten der Zeitungen. Das wiederum erstaunte mich kein bisschen, denn dort landen Superhelden schließlich immer irgendwann.

DANK

Zuallererst möchte ich Fabio Geda von Herzen dafür danken, dass er mich angeleitet und mir auf meiner Suche nach der richtigen Herangehensweise, nach dem richtigen Stil und nach den richtigen Worten weise zur Seite gestanden hat: Ohne ihn gäbe es nur eine grobe Skizze, der es an Farbe, Zwischentönen und Glanzlichtern fehlen würde, die er so gut einfangen kann. Vor allem aber danke ich ihm dafür, dass er mir gezeigt hat, wie hilfreich und unerlässlich Zitate und Motti sind, wenn man die Welt und den Alltag der Menschen verstehen und erklären will. Inzwischen ist Fabio vor allem ein echter Freund geworden.

Außerdem bedanke ich mich bei Francesco Colombo, meinem italienischen Lektor, der mir gezeigt hat, dass in jedem von uns Unglaubliches verborgen ist und dass – obwohl ich weder ein Dieb (einige Selbstbedienungsaktionen bei der Fundgrube meines Gymnasiums nicht miteingerechnet) noch ein Mörder bin und obwohl ich nur eine simple Geschichte zu erzählen habe – diese Geschichte trotzdem etwas Einzigartiges hat. Im letzten Jahr hat Francesco unsere Telefonate stets mit Fragen zur Schule oder zum Wetter in Castelfranco eingeleitet, über dies und das mit mir geplaudert ... nur um mich ausgerechnet dann, wenn ich gerade anfing, mich zu entspannen, mit der Frage zu unterbrechen: »Und, wie läuft's mit deinem Buch?« Jedes Mal hat er mich völlig kalt erwischt. Was mich jedoch nicht davon abhielt, mit immer neuen »glaubwürdigen« Ausreden für die Verzögerung zu kommen: Wie jeder Gymnasiast bin ich äußerst geschickt darin, mich herauszureden. Trotzdem ist auch Francesco inzwischen ein Freund von mir.

Ich danke auch meinen Eltern – zunächst einmal dafür, dass sie die eigentliche Hauptfigur dieses Werks, nämlich Gio, erschaffen und ihm versichert haben, dass es nicht weiter schlimm ist, wenn sich dieses Buch nicht millionenfach verkauft, um die finanzielle Katastrophe wieder wettzumachen, die er in seinen ersten dreizehn Lebensjahren angerichtet hat. Sie werden ihn trotzdem noch genauso lieben wie vorher. Wenn ich hier alles auflisten müsste, was sie mir neben meinem Bruder noch geschenkt haben, wäre das vorliegende Buch vielleicht gerade mal die Einleitung.

Darüber hinaus möchte ich noch einmal betonen, wie wichtig Freunde in meinem, aber auch im Leben meines Bruders gewesen sind (und nach wie vor sind). Ich bitte jetzt schon alle um Entschuldigung, die ich im Buch nicht erwähnt habe. Ohne die Unterstützung all der Menschen, die uns ins Herz geschlossen haben, hätte ich nie den Mut gehabt, mich zuerst mit einem Video und dann noch mit einem Buch in die Öffentlichkeit zu wagen. Ich nenne sie an dieser Stelle gar nicht erst, weil ich, schusselig wie ich bin, bestimmt jemanden vergessen und damit alles nur noch schlimmer machen würde. Aber wer diese Zeilen liest und sich irgendwie angesprochen fühlt, weil er ein leichtes Ziehen links in der Brust spürt, darf seinen Namen unten auf dieser Seite gern handschriftlich hinzufügen.

Zuletzt möchte ich noch die Menschen erwähnen, die Gio unterstützt haben und nach wie vor unterstützen: seine Lehrer, Mitschüler und alle, die sich von seiner Begeisterung anstecken ließen und so lieb waren, ihm auch dann zu helfen, wenn ausnahmsweise mal nicht die Sonne scheint. Auch ihnen ist es zu verdanken, dass Giovanni so ist, wie er ist.

Gio dagegen danke ich nicht, von ihm war in diesem Buch schon genug die Rede. Langsam wird es Zeit, dass ich mich mal mit etwas anderem beschäftige, mit einem Mädchen zum Beispiel, der Wahl meines Studienfachs, Konzerten, Partys oder sogar mit einem Job, denn ich fürchte, dass ich mich nicht mehr lange ausschließlich von Chips und Cola ernähren kann, auch wenn mein Bruder das gern anders hätte.